삼림욕

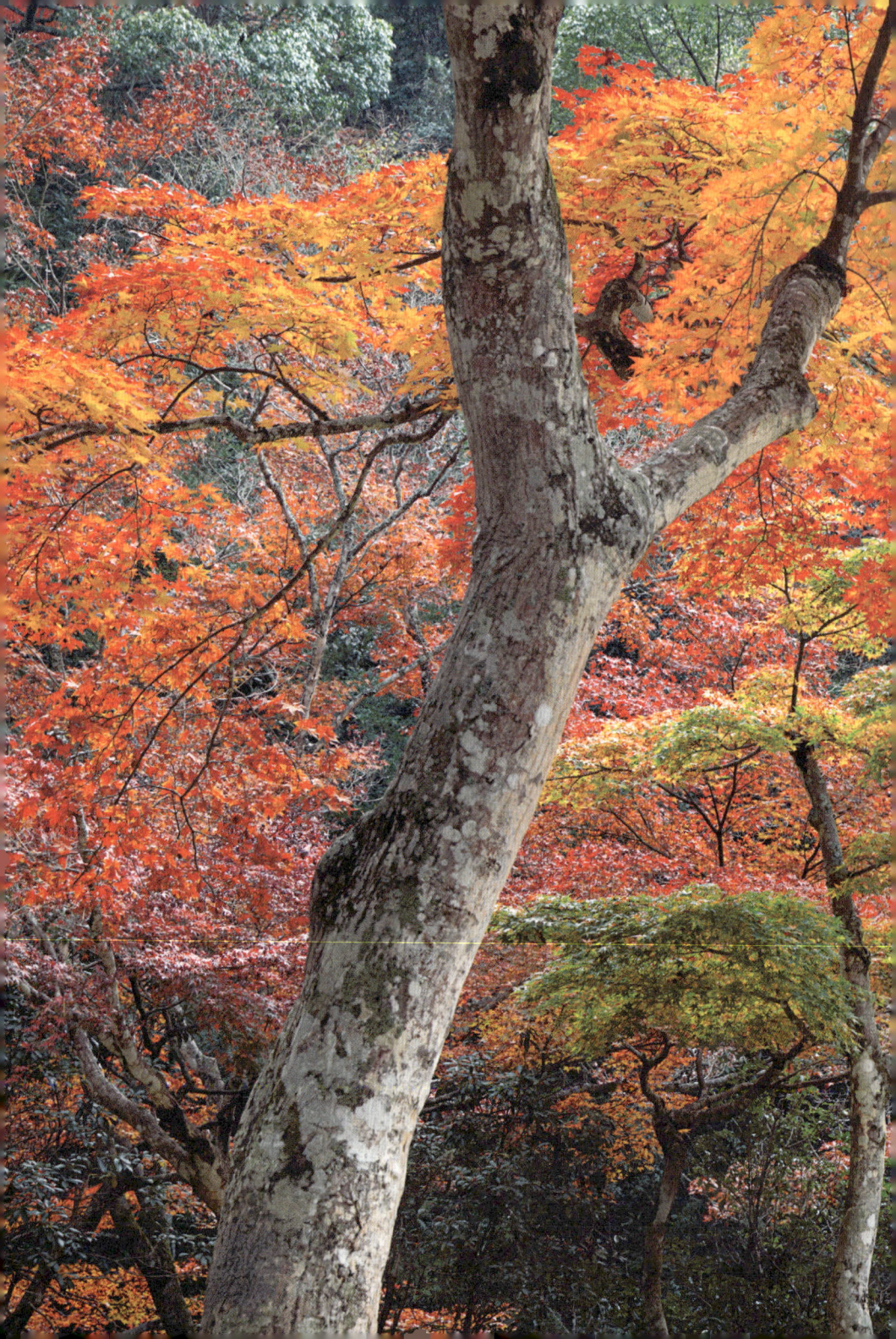

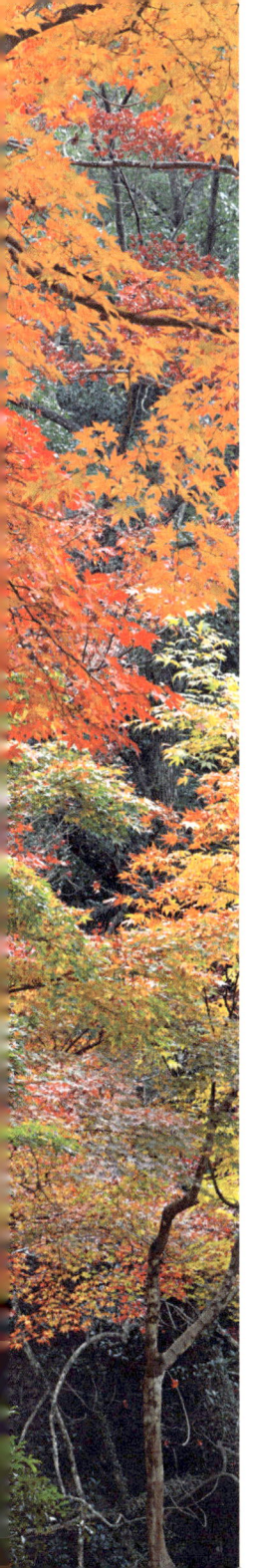

삼림욕

숲에서
몸과 마음의
평화를 찾다

요시후미 미야자키 지음
조윤경 옮김
전영우 감수

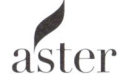 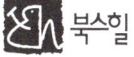

SHINRIN YOKU
First published in Great Britain in 2018 by Aster,
a division of Octopus Publishing Group Ltd,
Carmelite House, 50 Victoria Embankment,
London EC4Y 0DZ

Copyright © Octopus Publishing Group Ltd 2018
Text copyright © Yoshifumi Miyazaki
All rights reserved.
Yoshifumi Miyazaki asserts the moral right to be identified as the
author of this work.

Korean translation copyright © 2018 by
BOOK'S-HILL PUBLISHERS., INC
Korean translation rights arranged with Octopus Publishing Group Ltd.
through EYA (Eric Yang Agency)

이 책의 한국어 판 저작권은 EYA(Eric Yang Agency)를 통한
Octopus Publishing Group Ltd. 사와의 독점계약으로
㈜도서출판 북스힐이 소유합니다.
저작권법에 의하여 한국 내에서 보호를 받는 저작물이므로
무단전재 및 복제를 금합니다.

삼림욕

지은이 | 요시후미 미야자키
옮긴이 | 조윤경
감　수 | 전영우
펴낸이 | 조승식
펴낸곳 | (주)도서출판 북스힐
등　록 | 제22-457호
주　소 | 01043 서울 강북구 한천로 153길 17
TEL | 02-994-0071
FAX | 02-994-0073
www.bookshill.com | bookshill@bookshill.com

2018년 8월 1일 1판 1쇄 인쇄
2018년 8월 5일 1판 1쇄 발행

ISBN 979-11-5971-142-8

값 12,000원

* 잘못된 책은 구입하신 서점에서 바꿔 드립니다.

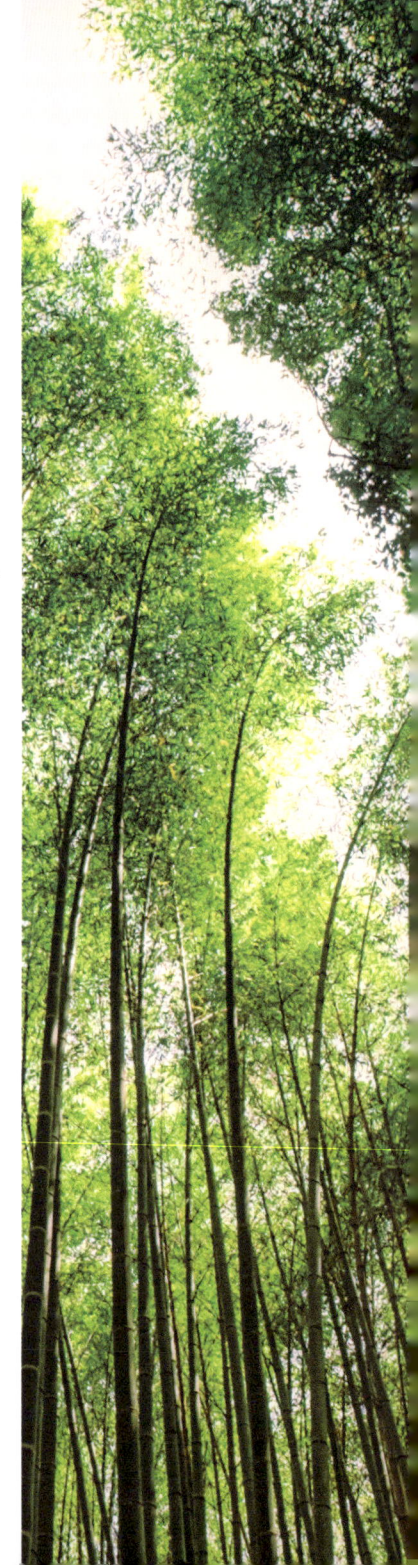

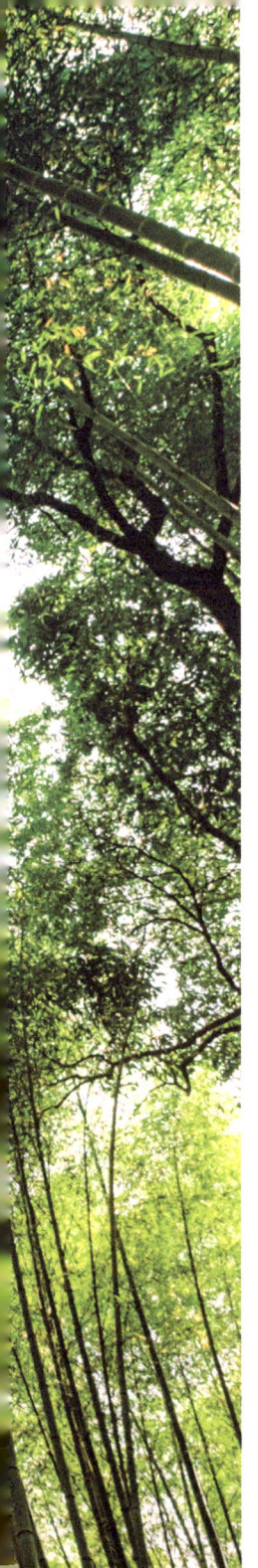

목차

서론 9

제1장 자연 치유란 무엇인가 21

제2장 일본인의 자연관 43

제3장 삼림욕 실천하기 63

제4장 집 가까이로 숲 옮겨오기 97

제5장 자연 치유의 과학적 근거 127

제6장 삼림 치유 연구의 미래 177

삼림 치유 기관 184
참고문헌 185
찾아보기 188
사진 출처 191
감사의 말 192

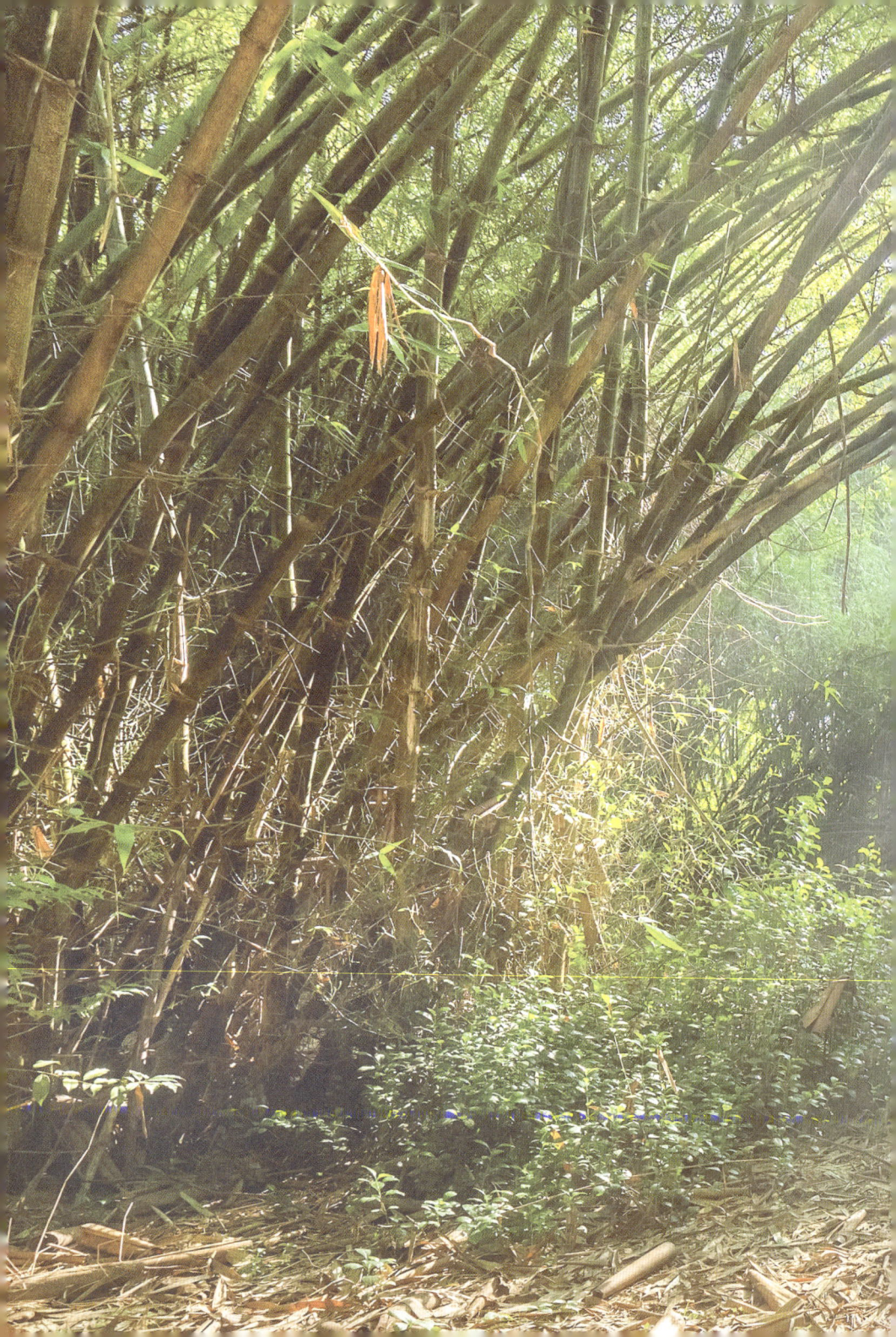

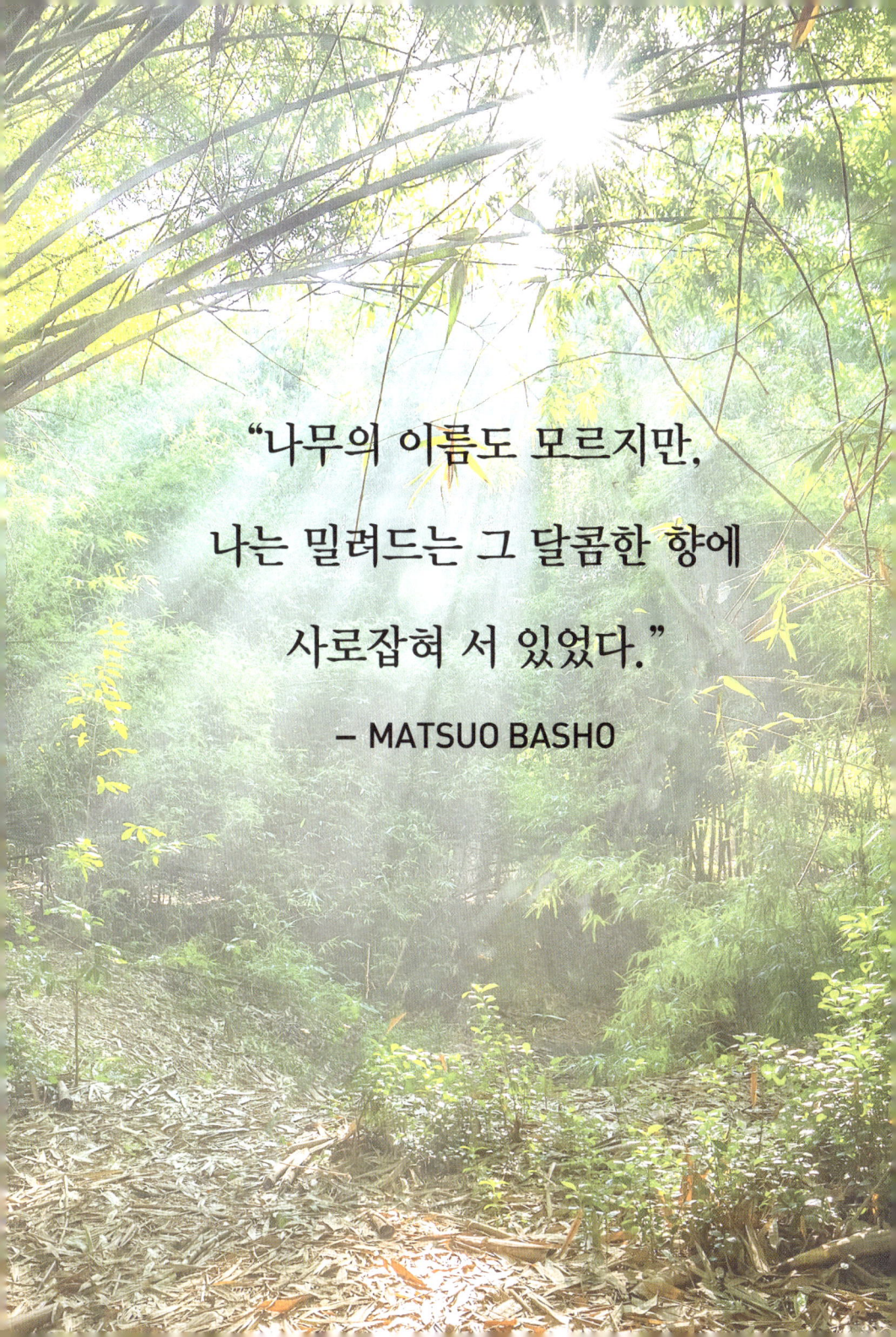

"나무의 이름도 모르지만,
나는 밀려드는 그 달콤한 향에
사로잡혀 서 있었다."

— MATSUO BASHO

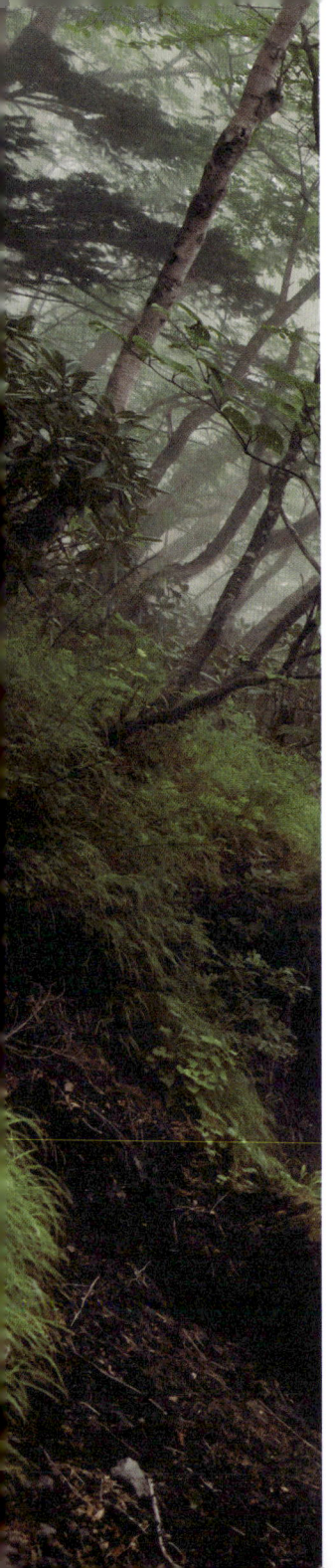

이른 아침, 숲을 산책한다고 상상해보라.
엷은 수풀 내음이 코끝을 스치고,
켜켜이 쌓인 낙엽 속 작은 나뭇가지가 발밑에서 부러진다.
경쾌한 새소리에 몸과 마음이 가볍다.
고개를 들어 차양처럼 드리워진 나무 사이로
짙푸른 하늘과 하얀 구름을 우러러본다.
먼 우주에서 온 빛이 나무 틈 사이사이로 대지에 닿는다.
머리가 맑아지고 마음이 투명해진다.

폐부 깊숙이 숨을 들이마신다. 아주 깊이.

흙, 이끼, 나무의 수액이 내뿜는 숲의 향기가 온 몸을 감싼다.

모든 것이 내 안으로 들어와 차곡차곡 쌓인다.

서론

일본에는 여러 종류의 예방의학이 존재하며, 많은 사람들이 이를 실천하고 있다. 직관에 의해 탄생한 것이기는 하지만 이 예방의학은 수많은 장점이 있어, 여러 과학 연구 단체가 연구하고 있다.

삼림욕은 1982년, 일본 임야청 청장이던 토모히데 아키야마(Tomohide Akiyama)[1]가 만들어낸 용어다. 이는 말 그대로 숲에서 목욕을 한다는 의미로, 일광욕(sun bathing), 해수욕(sea bathing)과 유사하게 사용된다. 즉, 용어 그대로 목욕을 하는 것이 아니라 모든 감각을 통해 자연을 경험하는 것이다. 즉 숲이라는 환경 안에 둘러싸이는 것이다.

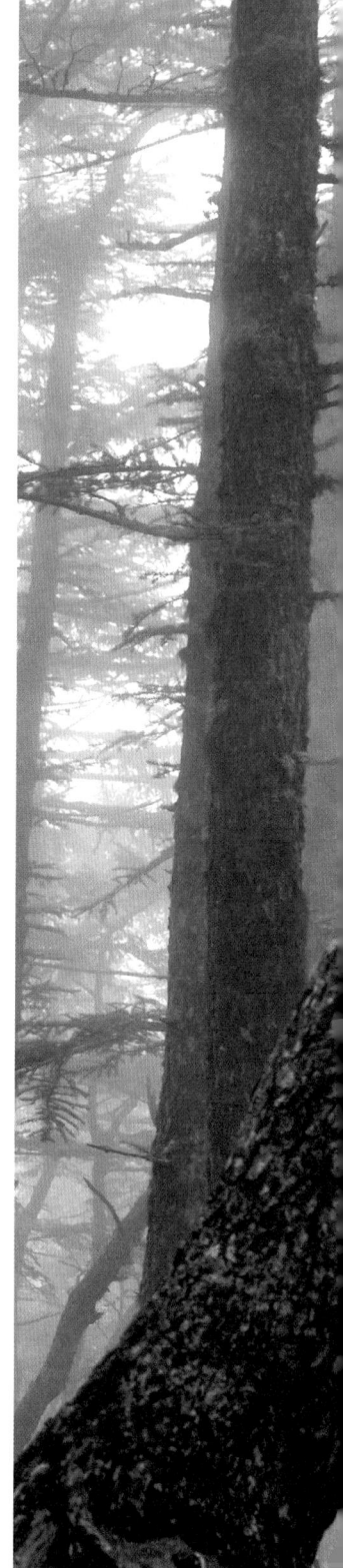

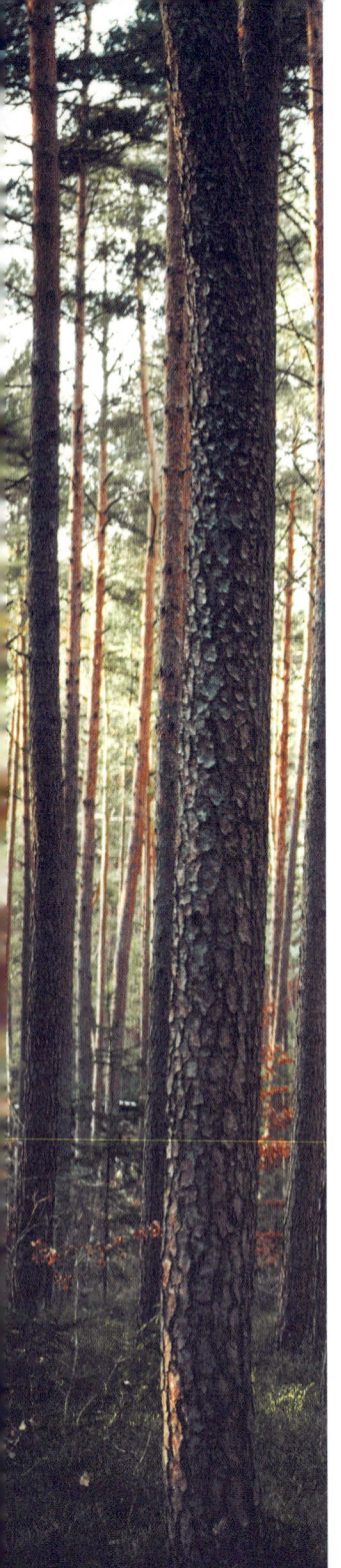

삼림욕이란 무엇인가?

삼림욕이란 오전이나 오후 또는 하루 종일 서두르지 않고 천천히 숲속을 거닐거나 머무는 일이다. 삼림욕이라는 말이 처음 쓰이기 시작한 당시에는 일본의 수많은 숲으로 사람들을 끌어 모으기 위한 마케팅으로서의 의미가 더 컸지만, 이제는 나를 비롯한 전 세계의 과학자가 자연, 그 가운데서도 숲이 인간의 건강과 웰빙에 미치는 신체 및 정신적 영향에 대해 연구하기 시작했다. 정확한 이유는 알 수 없지만 자연에 둘러싸여 있을 때 인간은 기분이 더 좋아진다는 사실에 영감을 얻어 연구를 시작한 것이었다.

森林浴 일본어 신린-요쿠(shinrin-yoku)의 한자 표기. 나무 목 자 세 개로 이루어진 森은 숲을 의미하며 나무 목 자 두 개로 이루어진 林은 나무들을 의미한다. 그리고 浴은 목욕을 의미하는데, 왼쪽의 부수는 흐르는 물을, 오른쪽은 계곡을 의미한다.

1990년 3월, 나는 일본의 야쿠시마(Yakushima) 섬에서 삼림욕의 신체적 영향을 연구하는 첫 실험을 수행하였다.[2-4] 일본 국영 방송사인 NHK와 함께, 우리는 숲을 거니는 동안 실험 대상자의 타액 속 스트레스 호르몬인 코르티솔(cortisol) 수치를 측정하는 실험을 시작했다. 하지만 그 후 십여 년 동안 과학 및 신체에 미치는 데이터를 수집하는 데 있어 크게 기여하지 못했고, 2000년 이후 과학의 발전으로 뇌 활동과 자율신경계 활동을 측정할 수 있는 새로운 기술을 확보하게 되었다. 이 두 가지 모두 인체 내의 스트레스 수준을 알려주는 지수다. 이러한 데이터는 지난 10~15년 동안 급속도로 축적되었다.

그 결과들은 지극히 고무적인 것이었다. 인간의 몸이 여전히 자연을 안식처로 인지한다는 점이 분명하며, 우리의 주거 문화가 도시 및 도시 주변으로 집중되고 있는 상황에서 반드시 고려되어야 할 사실이다.

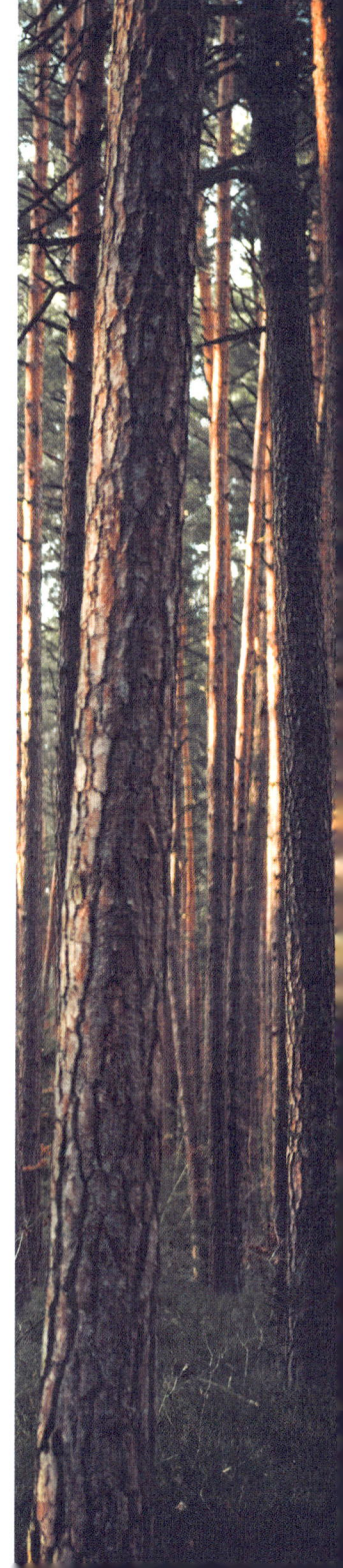

인간에게 삼림욕이 왜 필요한가?

최근 스트레스와 관련한 질병은 세계적인 사회문제로 대두되었다. 미처 인식하지도 못한 채 인간은 자신이 만든 문명에 의해 과도한 자극과 스트레스를 받고 있으며, 이는 인간의 몸을 질병에 더욱 취약하게 만드는 원인이다. 저렴한 비용으로 자연스럽게 이러한 문제의 심각성을 완화할 수 있는 방법으로서, 삼림욕에 관심을 기울이고 있는 것은 어쩌면 당연한 일이다.

인류가 오늘날과 같은 현대 인류로 진화하기 시작한 지 700만 년이 흘렀다.[5] 이 진화의 과정에서 인간은 살아 있는 시간의 99.99%를 자연 속에서 지냈다. 한 마디로 인체는 자연에 적응한 것이다.[6-7] 삼림욕을 이용하여 질병을 치료할 수는 없으나 질병에 걸릴 확률을 줄이는 예방의학적 효과를 지니고 있다. 이는 매년 증가하고 있는 스트레스 관련 질병의 의료 서비스에 대한 부담을 줄이는 데 도움이 될 것이다.

삼림욕의 과학적인 체계를 형성하기에 충분한 데이터가 축적된 것은 불과 10~15년 전부터이다.[8-30] 2003년, 나는 과학적 증거를 바탕으로 한 삼림욕을 설명하기 위해 '삼림욕(shinrin-yoku)'이라는 용어를 제안했다. 직관을 근거로 발생한 여러 요법 중 새로운 요법이 재탄생하는 순간이었다. 이는 예방의학으로서 자리매김하는 계기가 되었다.

현재 일본에는 공인된 삼림욕 코스가 60곳이 넘으며, 이는 삼림욕을 실행하기 위해 삼림치유협회(Forest Therapy Society)가 설계한 것이다. 또한 삼림의학(forest medicine) 자격을 갖춘 의사의 수도 매년 증가하고 있다.

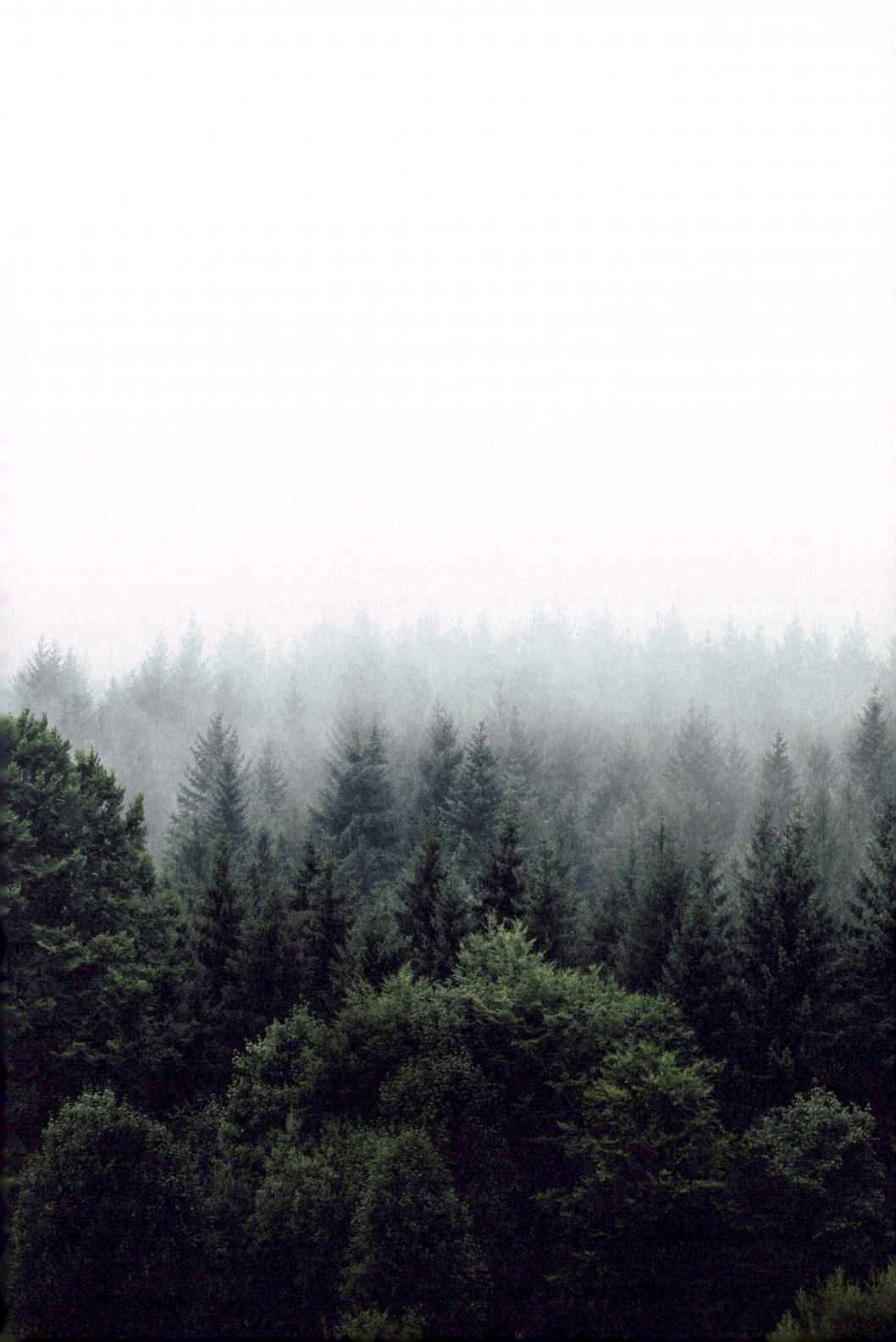

나의 배경

나의 어릴 적 이야기로 삼림 치유 연구자가 된 이야기를 시작하고자 한다. 1954년에 태어난 나는 자연 속에서 생활하며 언제나 자연을 좋아했다. 아홉 살 되던 해 우리 가족은 정원이 있는 집으로 이사를 했고, 그 덕에 난생 처음 흙을 접하게 되었다. 식물을 좋아하신 아버지를 도와 나무를 옮겨심고 정원 일을 도운 기억이 아직도 생생하다. 또한 흙, 꽃, 나무를 접할 때면 왜 그토록 몸이 편안해지는지 궁금해 했던 기억도 난다. 대학입학 시험을 앞두고 농업을 전공하기로 결심했는데, 어쩌면 어린 시절부터 품어온 의문, 즉 흙과 꽃, 나무와 함께할 때 몸이 편안해지는 이유에 대한 해답을 얻고 싶었을지도 모른다.

초등학교 1학년 때 나의 성적은 반에서 최 하위권을 맴돌았고 시험에서 20점 이상 받은 적이 한 번도 없었다. 지금 돌이켜 보면 시험지에 적힌 문제에 대해 답을 적어야 한다는 개념을 이해하지 못해 빈 곳에 무엇을 채워야 할지 몰랐던 듯하다. 나는 그런 아이였다.

나는 이제 지바 대학의 교수다. 하지만 그 옛날, 이 대학에 응시했을 때는 두 번이나 입학시험에서 낙방했다. 학생으로 입학하지 못한 대학의 교수가 되다니 사람 일이란 정말 알 수 없는 노릇이다.

나는 지바 대학에는 떨어졌지만 도쿄 농공대학에 입학하는 데는 성공했다. 하지만 학업을 등한시한 채 스포츠와 열대어 기르기에 모든 시간을 쏟았다. 결국 낙제만 면할 정도의, 최소한의 성적으로 겨우 졸업했다. 구직을 위한 노력도 하지 않기 때문에 학업을 지속하여 석사 학위를 따는 것 외에는 달리 선택의 여지가 없었다.

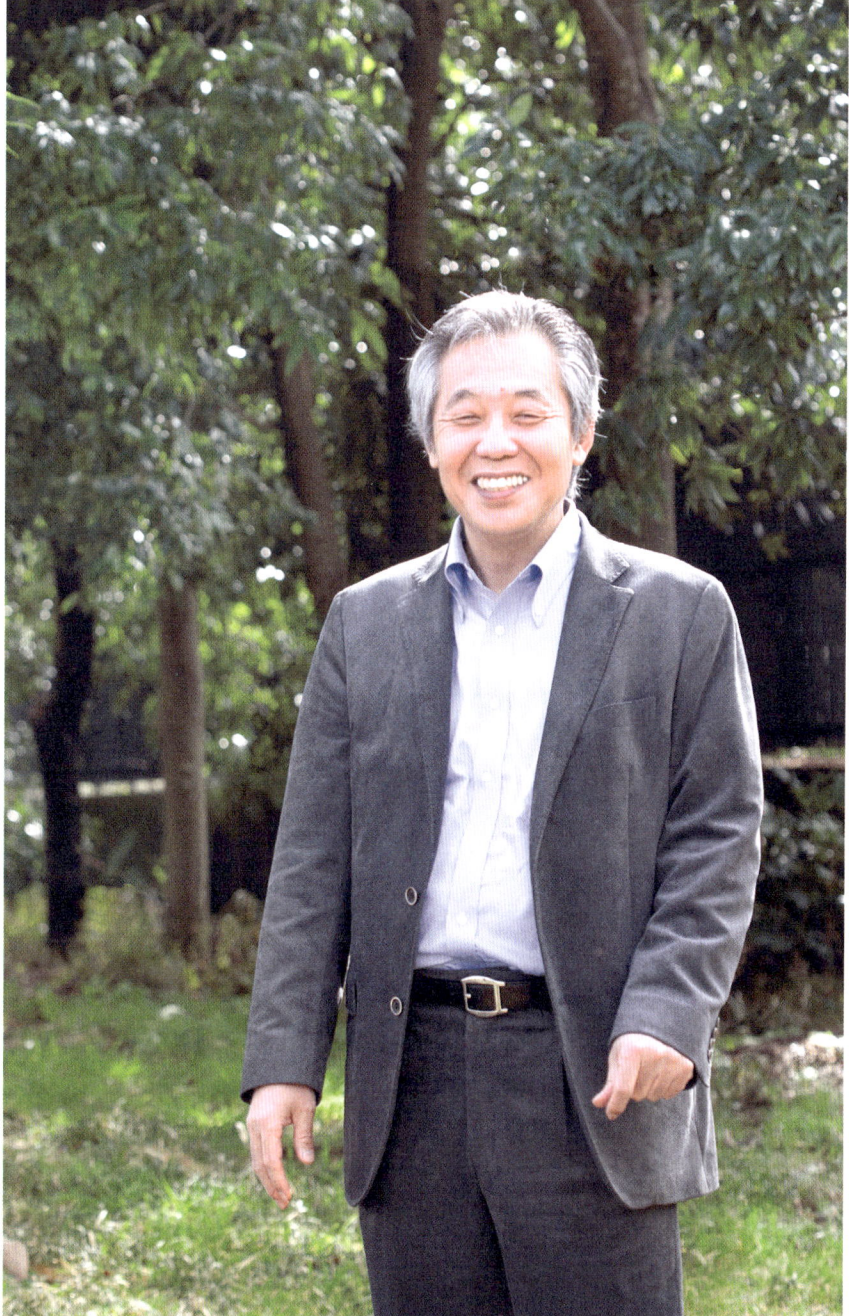

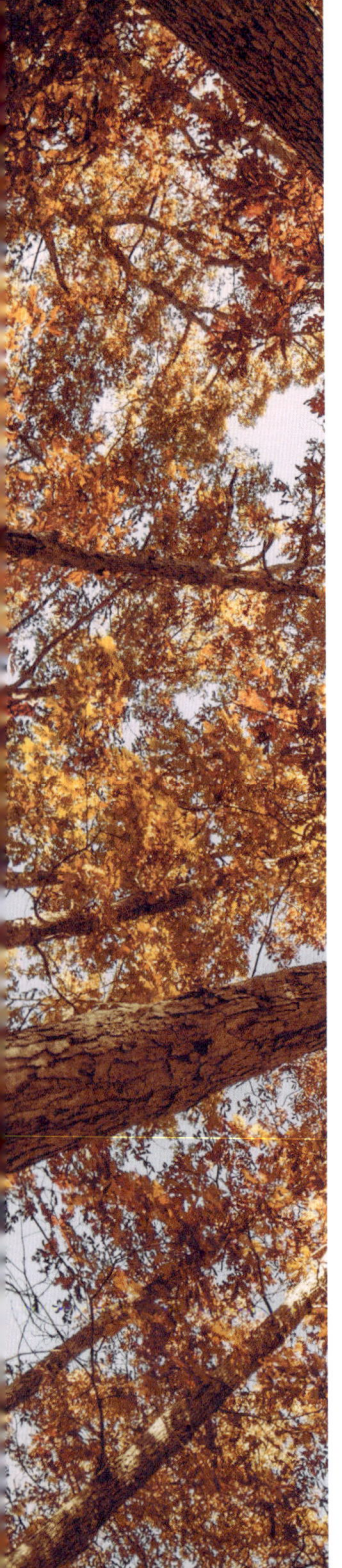

도쿄 농공대학은 그 전까지 한 해에 10명의 석사과정 학생을 뽑았지만 내가 지원한 해에 12명으로 선발 인원을 늘렸고, 가까스로 통과한 행운의 12번째 학생은 바로 나였다. 석사학위를 취득한 뒤에도 나는 직업을 가질 생각을 하지 않고 있었다. 그러던 중 도쿄 의과치과대학의 의학부 조교수 자리가 갑자기 공석이 되었다. 내 지도 교수는 당시 내가 그 일을 해낼 수 있을지 모르겠다고 했지만 시도조차 해보지 않고 기회를 놓칠 수는 없었다.

결국 나는 조교수 자리를 얻었고 연구자로서의 굴곡진 여정을 시작하게 되었다. 의학적 경험이 없었던 나는 의학부에서 근무하는 동안 여러 어려움에 맞닥뜨렸다. 하지만 동시에 연구 방법을 배울 수 있는 기회도 얻었다. 도쿄 의과치과대학은 일본 최고의 명문으로 내 지도 교수는 연구에 임하는 자세와 방법을 내게 가르쳐줄 수 있는 분이었다. 연구자의 길을 계속 가려면 박사학위가 있어야 한다는 사실을 깨달은 나는 각고의 노력 끝에 박사학위를 취득했고 이 기간을 포함해 의학부에서 총 9년을 근무했다.

1988년, 나는 일본 삼림총합연구소(Forestry and Forest Products Research Institute, FFPRI)에 고용되었고 이 시기에 삼림욕에 대해 연구를 시작하게 되었다. 이곳에서 연구원들은 연구 주제를 재량껏 선택할 수 있었으므로 나는 삼림, 목재, 휴식에 초점을 맞췄다. 나는 어릴 적부터 관심을 가진 "인간은 어째서 자연을 마주했을 때 편안함을 느끼는가?"라는 질문에 대한 답을 찾고 싶었다. 하지만 아직 경력이 짧은 젊은 연구원이었기 때문에 필요한 연구비를 조달할 수 없었다.

나는 일본 공영방송사인 NHK에서 야쿠시마에 대한 프로그램을 함께 제작하자는 제안을 받았다. 이곳은 삼나무 숲으로 유명한 일본의 섬이었다. 이 행운이, 세계 최초의 삼림욕에 대한 생리적 실험으로 이어졌다. 즉, 인체 내의 스트레스 호르몬에 야쿠시마 삼나무가 미치는 영향에 대한 연구였다.

이 연구로 나는 정부로부터 큰 예산을 받아 제대로 된 삼림 치유 연구를 시작할 수 있었다. 그리고 FFPRI에서 19년 동안 연구하고 지바 대학의 환경, 건강, 전원 과학 센터로 자리를 옮겼다.

나는 의학부 조교수와 FFPRI의 팀장을 거쳐 마침내 지바 대학 교수가 되었다. 나의 연구는 환경보호, 의학, 임학, 건강과학을 연결하는 것이었고 수많은 우여곡절이 있었다. 하지만 서로 다른 분야를 연구한 경력은 오히려 내가 수행 중인 삼림 치유 연구에 커다란 도움이 되었고, 내 연구 방식의 틀을 확립하는 기반을 마련해주었다.

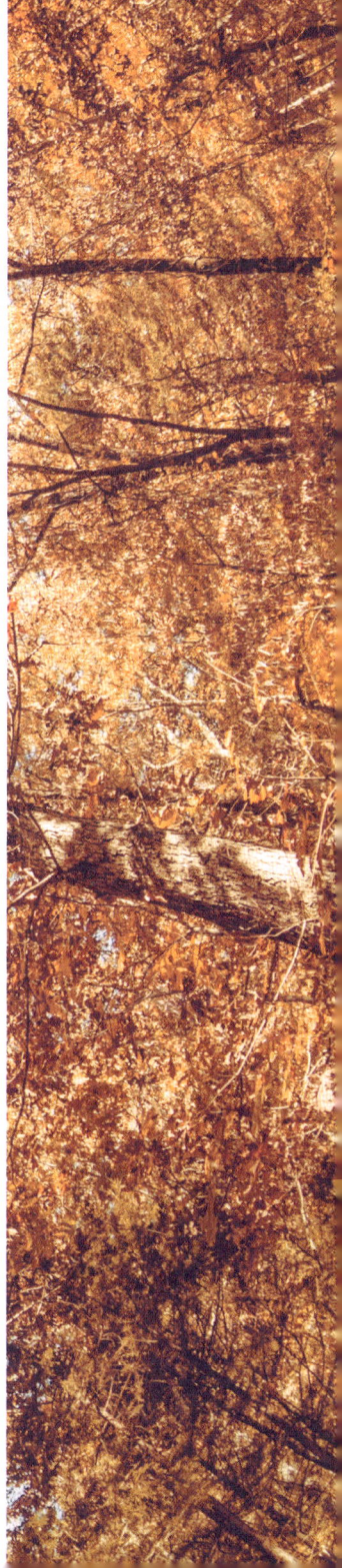

"누군가는 나무를 보고 감동하여

기쁨의 눈물을 흘리지만

같은 나무를 그저 길에 서 있는

녹색 물체로만 보는 사람도 있다.

자연을 조롱의 대상이자

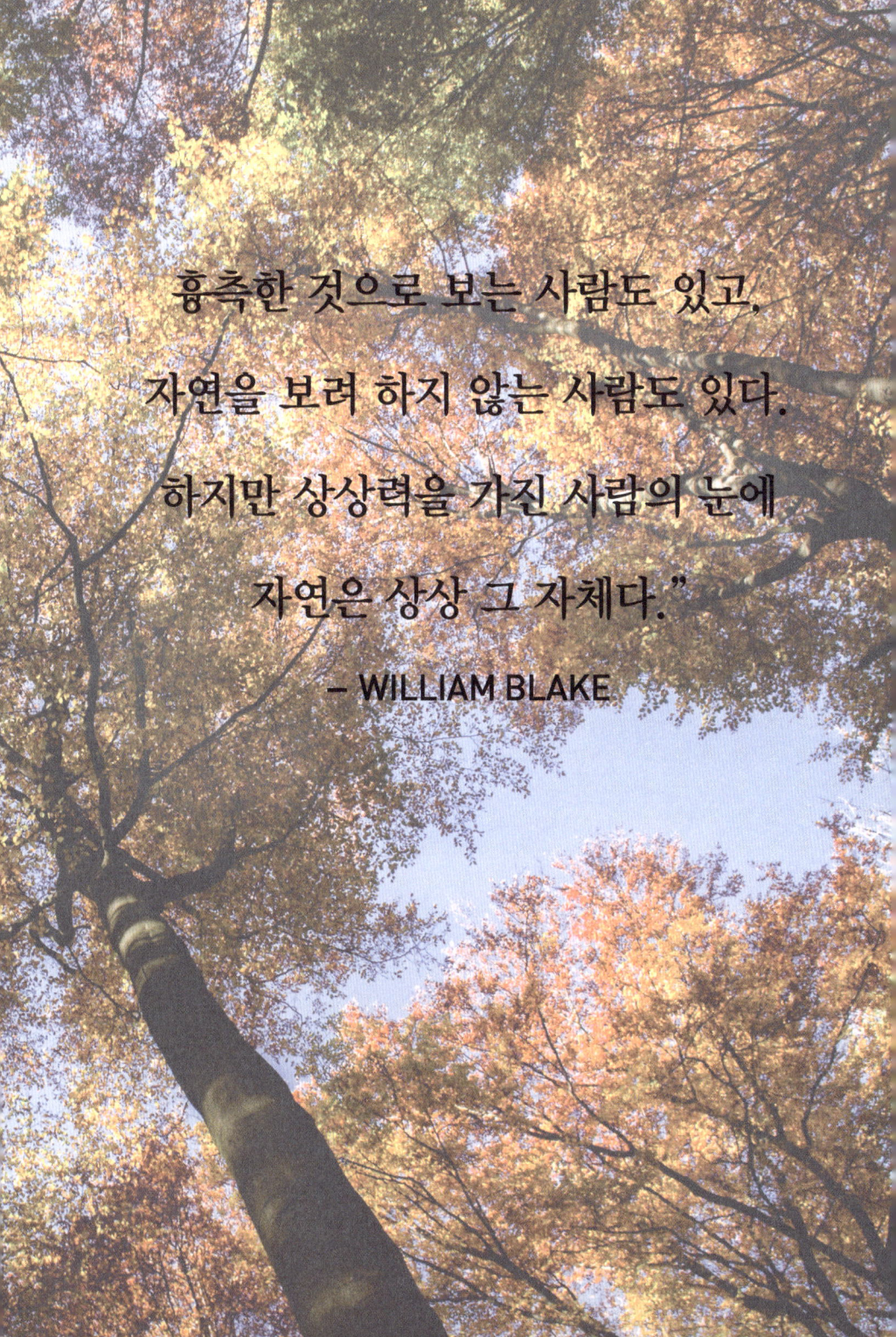

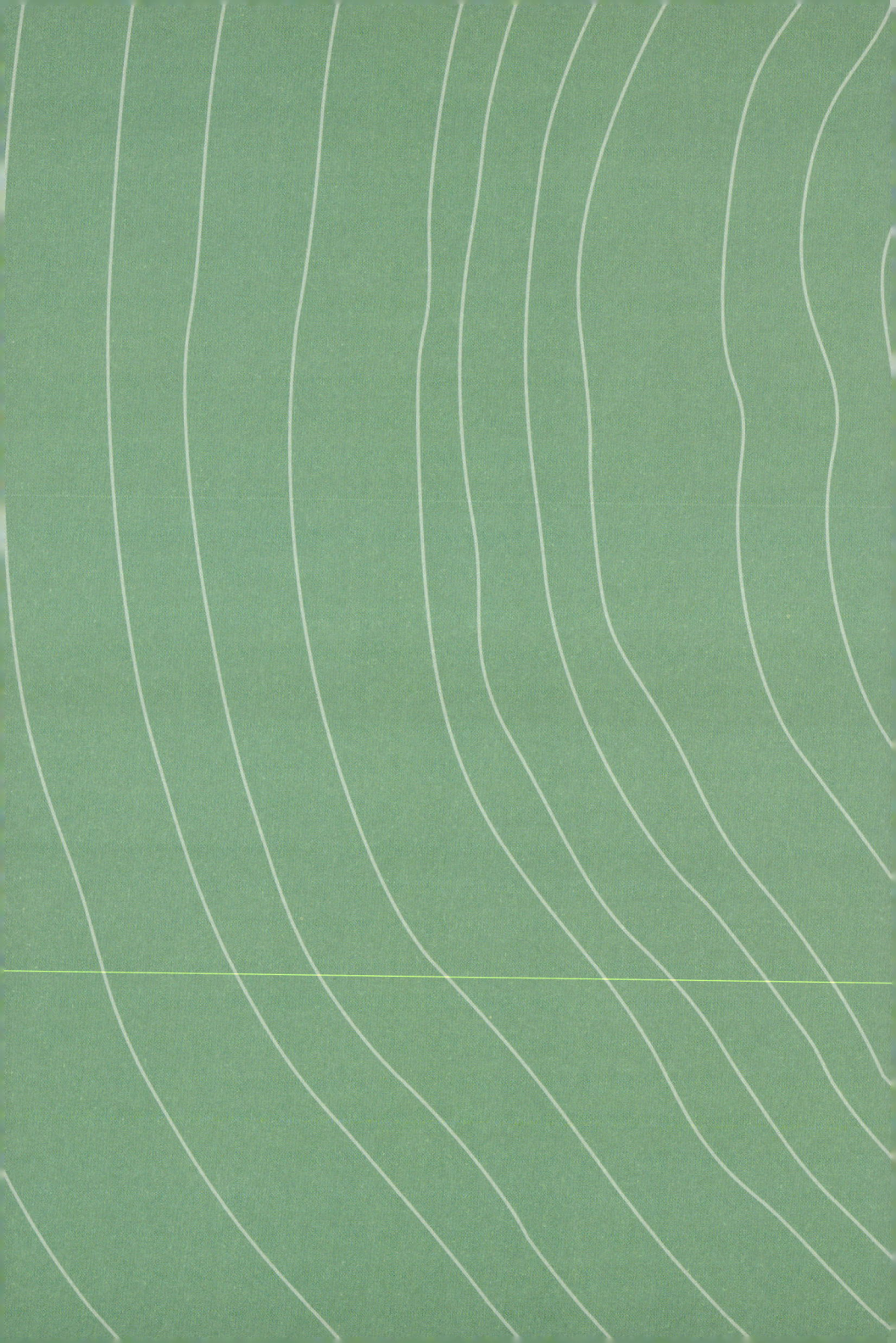

제1장

자연 치유란 무엇인가

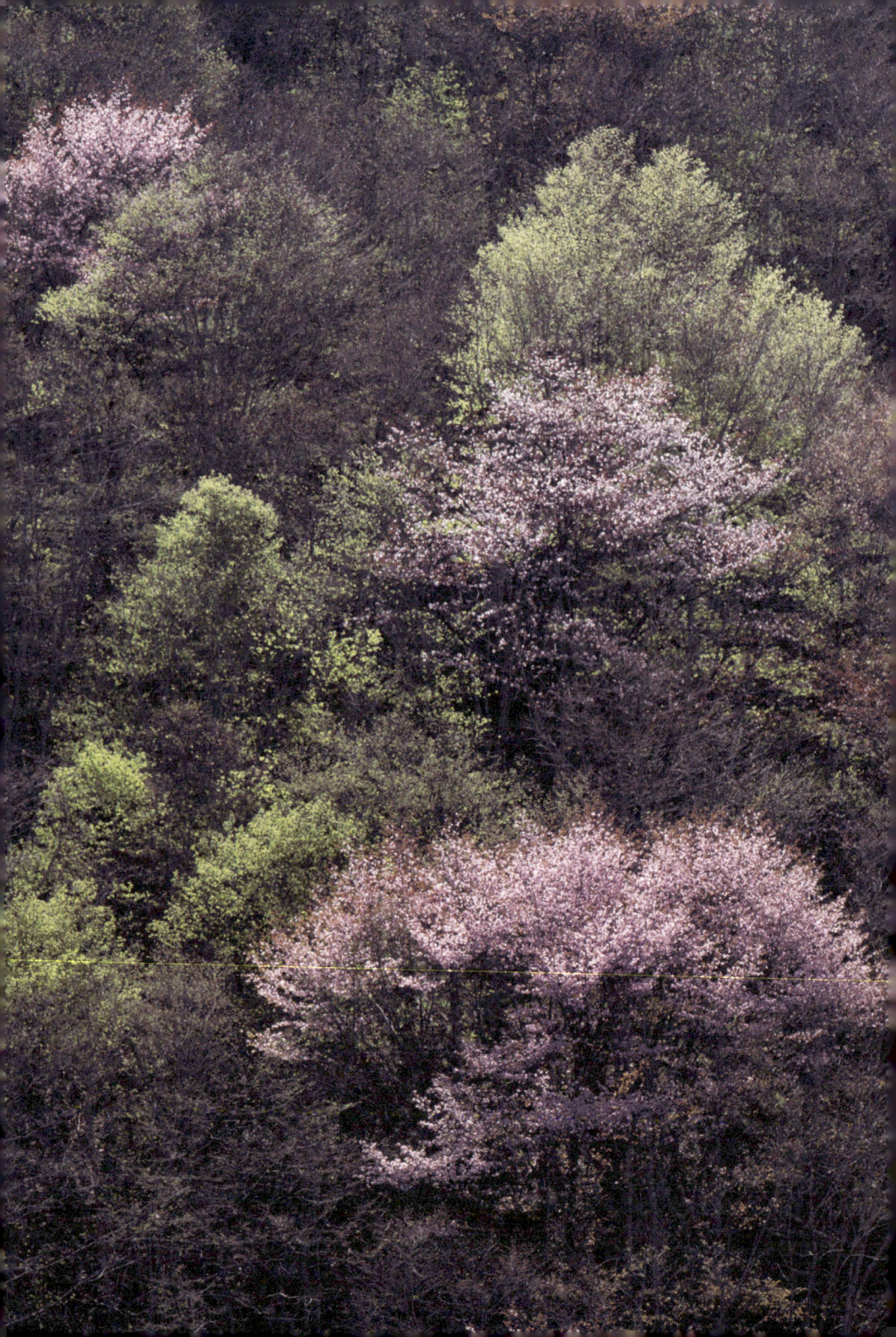

스트레스 및 스트레스 관련 질병들은 현대 사회에서 커다란 문제가 되었고, 이제 그 해결책을 찾기 위해 숲, 그리고 인간에게 수백만 년 동안 익숙한 환경이었던 자연으로 관심을 돌리고 있다. 앞에서 살펴보았듯이 자연 치유는 스트레스 수치를 낮추고 삶의 질을 개선하여 스트레스 관련 질병으로 인해 발생하는 의료비 등, 경제적 손실을 줄일 수 있는 예방법을 사용하는 새로운 개념이다.

직관적으로 자연은 인간을 안락하게 한다고 알고 있다. 자연 치유의 배경이 되는 개념은 이러한 효과를 과학을 통해 명확히 밝히고 현대 사회에서 인간의 건강을 증진하기 위한 예방 의학으로 활용하기 위한 것이다. 자연 치유는 자연질서에 비 침해적이며, 인체가 이미 소유하고 있는 특성, 즉 자연에 대한 적응을 이용하는 것이다.

인간의 건강에 이로운 영향을 줄 수 있는 것은 숲만이 아니다. 공원, 꽃, 분재, 심지어 나무 조각 등, 자연에 속해 있는 모두가 스트레스를 줄여주는 것으로 드러났다. 이는 모든 인간, 심지어 살아 있는 모든 동물까지도 이러한 치유 효과를 얻을 수 있다는 의미다.

자연 치유의 목적

인간의 몸은 수백만 년에 걸친 진화를 통해 자연에 적응해왔다. 이 사실을 인지하기란 쉽지 않은 일이지만, 현대 사회는 우리 몸과 마음을 스트레스 상황으로 밀어 넣고 있다. 이러한 이유로 자연과의 접촉을 통해 신체적인 안정 상태는 물론, 인간 본연의 자연스러운 상태로 되돌아오도록 노력하고 있다.

자연 치유의 기본 개념은[6-7] 신체적 안정을 증가시키고, 스트레스를 받는 상황에서 억압되는 인체의 자연스러운 질병에 대한 저항력을 향상시킴으로써 예방 의학 역할을 하는 것이다.

자연 치유란 생리적 적응 효과가 탁월하다.[8] 처음 수집한 데이터 일부에서 오류가 있었으나, 치유 효과는 사람에 따라 다르지만 모두에게 좋은 영향을 끼친다는 사실을 알게 되었다. 혈압이 그 좋은 예다. 우리는 삼림 치유를 실행한 뒤 혈압이 높은 사람은 혈압이 낮아지고 낮은 사람은 높아지기 시작한다는 사실을 발견했다. 이러한 사실에 의해 삼림 치유는 모두에게 유용하다는 것을 알 수 있었다. 하지만 어떻게 이런 일이 일어나는지 밝히기 위해서는 더 많은 연구가 필요하다.

자연 치유의 개념

스트레스
↓
숲, 꽃 등의 진정 효과
↓
신체적 이완 효과
면역 기능 회복
↓ → 개인적 차이
질병 예방 ↓
↓ 신체적 응용 효과
의료행위, 의료비에 대한 부담 감소

자연 치유는 신체적 이완을 증가시키고 질병에 대한 인체의 저항력을 향상시킨다.

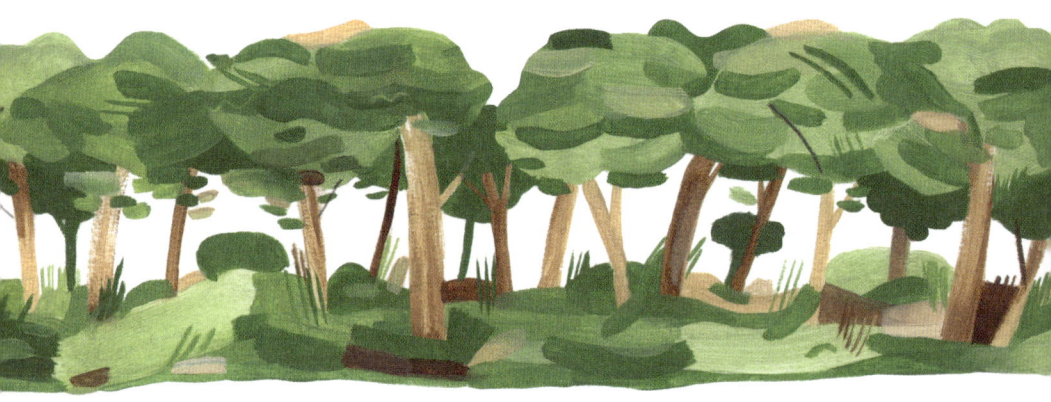

자연으로의 회귀 이론

우리가 오늘날과 같은 인류로 진화하기까지 약 700만 년이 걸렸다.[5] 엄청난 수의 사람들이 일거리를 찾아 도시로 생활 터전을 옮긴 것은 산업혁명 이후이므로 고작 2~300년이 된 일이다. 따라서 인류는 진화 기간의 99.99%를 자연 환경에서 보냈다고 할 수 있다.

1800년대에는 세계 인구의 3%만이 도시 지역에 거주했다. 1900년대는 14%로 높아졌으며 2016년에는 54%에 달했다. UN 인구분과는 2050년에는 이 숫자가 66%에 이를 것으로 예상하고 있다.

하지만 유전자란 고작 몇 백 년 만에 바뀌지 않으므로 인간은 여전히 자연 환경에 적응한 상태로 현대 사회에서 살고 있는 것이다.

인류는 생존해 온 시간의 99.99%를 자연 환경 안에서 보냈다. 이를 통해 인간이 자연의 일부라는 것을 알 수 있다.

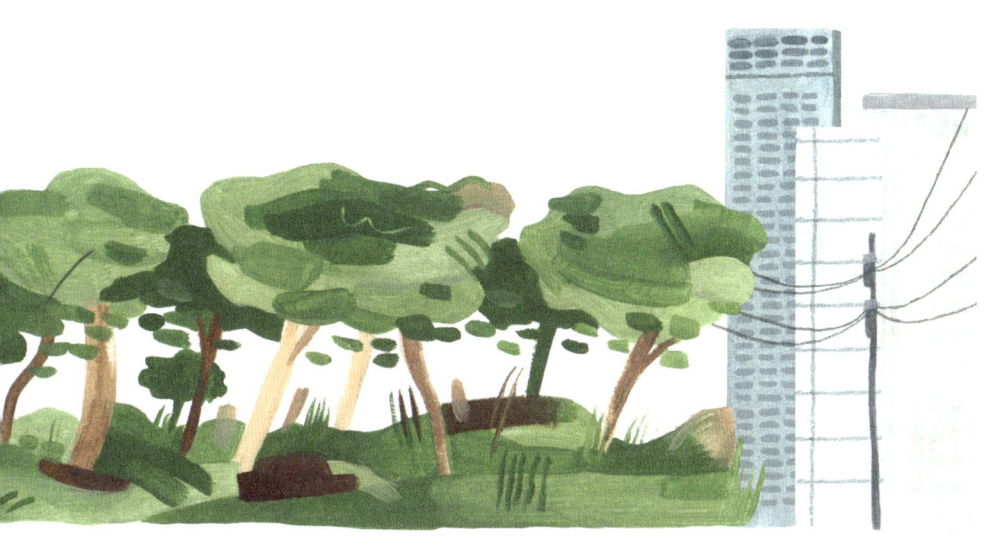

자연에서 도심으로 몰려든 인간의 삶은 끊임없는 스트레스 상태이다. 또한 최근 급속도로 확산되고 있는 정보통신 기술로 인해 이러한 상태는 더욱 악화되었다. 1984년, 미국 임상 생리학자 크레이그 브로드는 '테크노스트레스(technostress)'라는 용어를 만들어냈다. 이후 30년 동안 테크놀로지에 대한 삶의 의존도는 더욱 높아졌고 그와 동시에 자연과는 점점 소원해졌다.

내 스승인 생리 인류학자 마사히코 사토는 자신의 저서에서 도시가 어떻게 최근에서야 인류 역사에 등장했는지,[31] 인간의 그 모든 생리 기능이 자연 환경에서 진화했는지, 그리고 그러한 기능들이 자연 환경에 맞게 어떻게 만들어졌는지를 설명했다. 숲, 공원, 꽃 같은 자연을 접할 때 인간은 긴장이 완화되는 느낌을 받는다. 이는 유전자를 포함한 인간의 신체가 자연에 적응하도록 만들어졌기 때문이다. 뉴질랜드 연구자인 메리 앤 오그래디와 로니 미네키에게 영감을 받아[32] 우리는 이러한 현상을 자연으로의 회귀 이론(Back to Nature theory)이라고 부르기로 하였다.

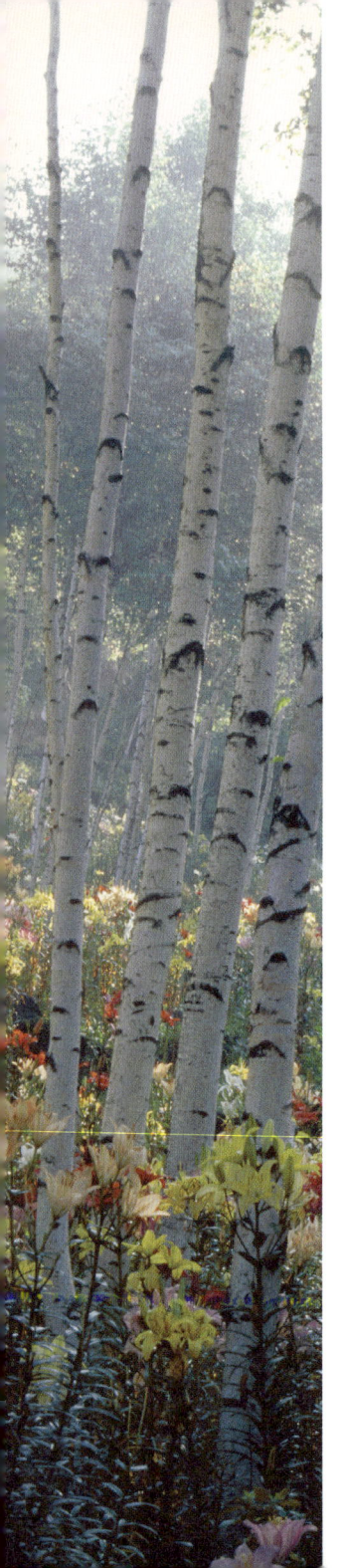

자연 치유와 건강

세계적으로 그 어느 때보다 건강과 웰빙에 대한 관심이 높아지고 있다. 과거와 달리 이제 '건강'은 단순히 질병이 없는 상태를 의미하지 않는다. 내가 생각하는 건강함이란 각 개인이 지닌 모든 능력을 100% 발휘할 수 있는 상태다. 다시 말해서 건강한 상태란 절대적이지 않고 개인의 주관에 따라 상대적인 의미를 지닌다는 것이다. 또한 건강한 상태란 한 순간을 의미하거나 완성되는 것이 아니라 지속적으로 유지하는 과정이며, 이는 우리가 살아가는 방식인 셈이다.

도시화

2014년 UN 보고서에 따르면 전 세계 인구의 54%가 도시 지역에 거주하고 있으며, 이는 2050년에 이르러 66%까지 증가할 것으로 예상하고 있다. 제대로 된 개발이 이루어지려면 지속 가능한 도시화가 되어야 한다. 이때 도시 거주자들의 건강과 웰빙을 고려하는 개발이 함께 이루어져야 한다.

도시가 본질적으로 인간에게 나쁜 곳은 아니지만 인간의 몸은 건강을 유지하고 더 큰 안락감을 느끼기 위해서는 자연을 필요로 한다. 그러나 모든 사람들에게 예방의학으로서의 삼림 치유의 효과를 보기 위해서는, 각기 다른 주거 환경에서 생활하는 사람들에게 자연이 생리학적으로 어떤 영향을 주는지 더 많은 연구가 필요하다.

21세기에서의 삶

'스트레스'를 일본 고유어로 표현할 수는 없다. 그러므로 '스트레스'라는 영어를 그대로 사용한다. 그렇다고 해서 일본 사람들이 스트레스를 받지 않는다는 말은 아니다. 최근 수십 년 동안 학업 성적, 취업, 긴 노동시간, 성공에 대한 압박이 증대되어 왔다.

세계 어느 곳을 가든 사람들은 도시화로 특정되는 사회에 살고 있다. 하지만 생리적 기능은 여전히 자연에 적응된 상태. 이 때문에 인간의 교감신경계가 과도한 자극을 받게 되면 스트레스 수치가 지나치게 높게 나타난다. 숙면을 취하지 못하고 계속 긴장하고 있는 것도 교감신경계가 건강을 제대로 유지하지 못하는 원인이 된다.

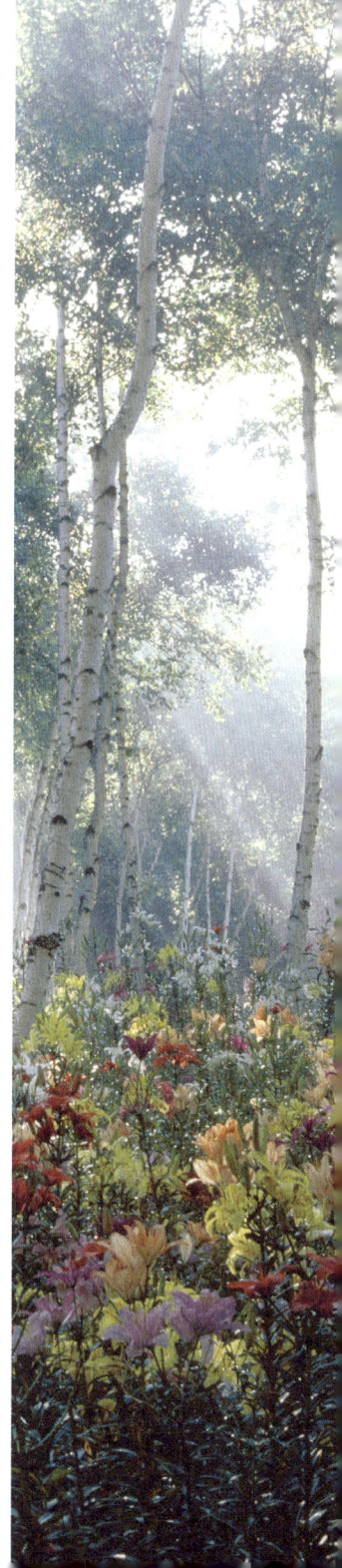

투쟁 혹은 회피

교감신경계

교감신경계가 스트레스를 받으면 투쟁 혹은 회피 반응이 나타난다. 투쟁 혹은 회피 반응은 스트레스 요인에 대한 강력한 스트레스 반응이다. 스트레스를 받으면 인체는 5단 기어를 넣은 것처럼 아드레날린에 의해 동력을 얻는다. 주변 환경에서 뭔가 인간 뇌의 경고 시스템을 작동시키면 인체는 자동으로 생존 모드로 돌입하여 의식을 담당하는 뇌 부위의 기능을 차단해 신체적 본능이 몸을 지배하게 된다. 즉, 적과 맞서 싸우거나 도망을 갈 수 있게 되는 것이다.

21세기의 삶이 지닌 문제는 인간의 스트레스 반응 시스템이 신체적인 것만이 아니라 감정적으로 위험한 상황에서도 촉발된다는 것이다. 지옥철에 시달리는 사람들, 주차장에서 새치기하는 운전자, 기안서를 내던지는 상사 등이 여기에 해당된다. 또한 테크놀로지에 의해 끊임없이 자극을 받는다. 이러한 '테크노스트레스' 때문에 사람들은 긴장을 완화하는 데 충분한 시간을 할애하지 못하고, 결국 인간의 몸과 마음은 완전히 탈진하게 된다.

그러므로 현대인은 교감신경계를 자극하는 여러 요인을 갖고 살아가고 있다. 그리고 이런 상태가 계속되면 과각성(hyper-arousal) 상태가 발생할 수 있다.

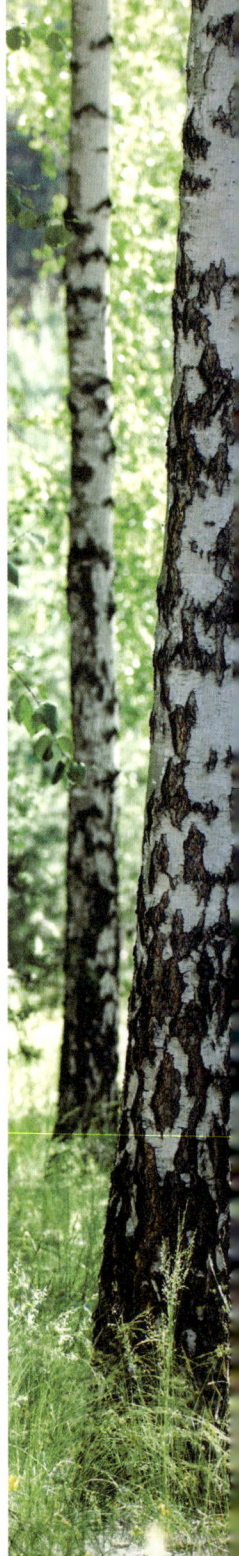

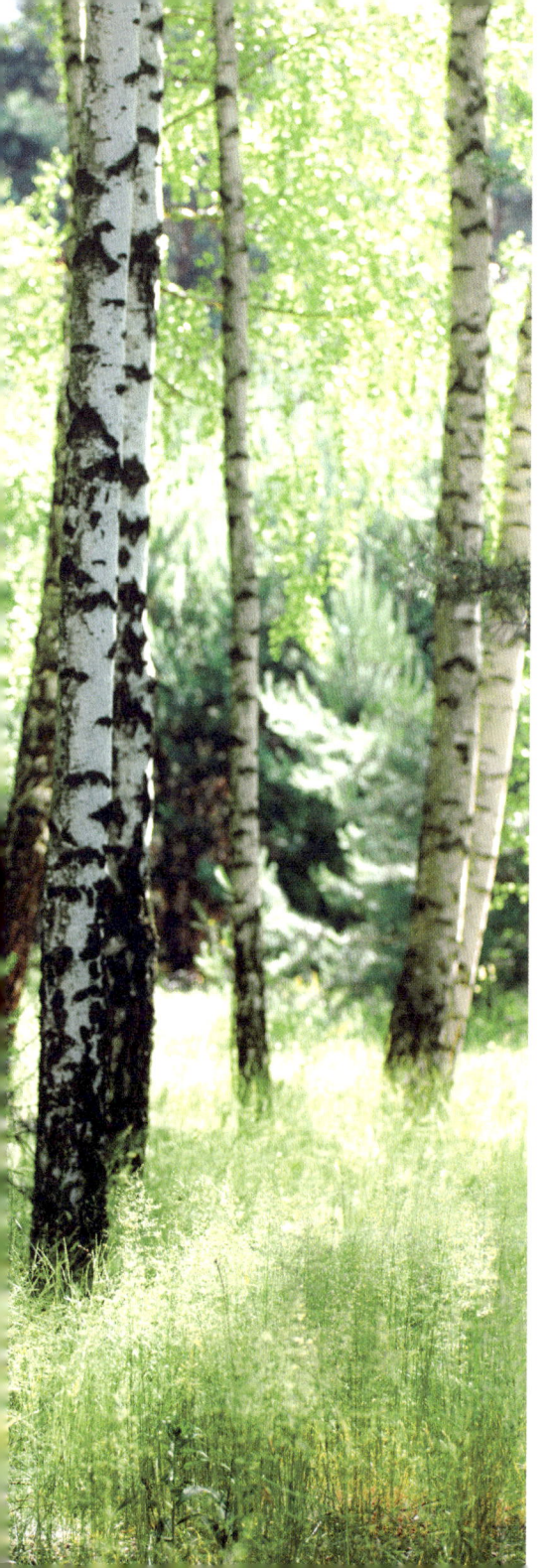

휴식과 소화

부교감신경계

반면 자율신경계의 다른 부분인 부교감신경계는 인체가 휴식을 취하고 소화하는 일을 관장함으로써 신체 기능을 조절한다. 인체가 안정된 상태를 되찾는 역할을 하며, 이러한 상태에서 인체는 다양한 복구 임무를 수행한다.

그러나 만성적인 스트레스에 오랜 기간 놓일 경우, 부교감신경계는 무너질지도 모른다.

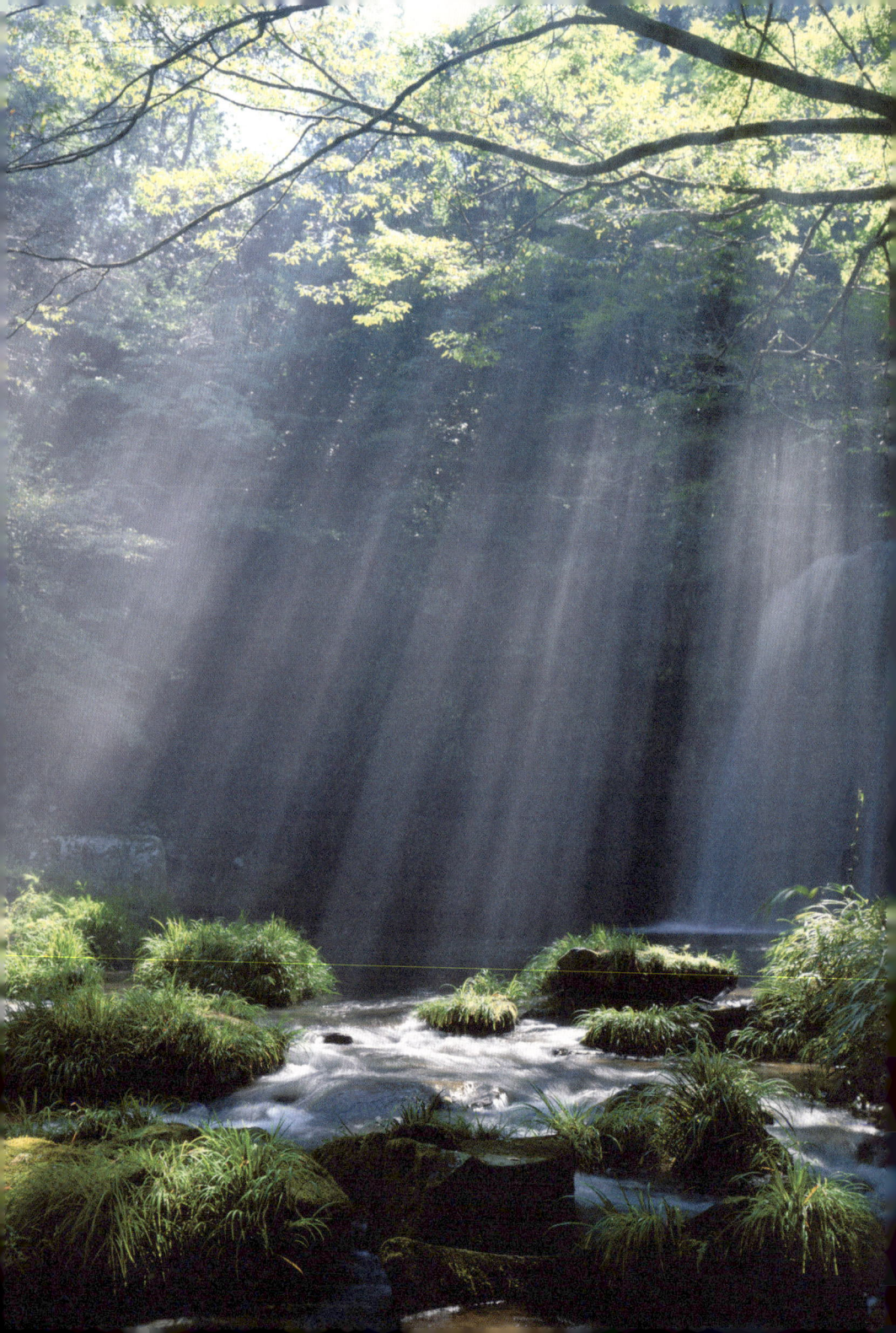

자연과 신경계

신경계를 통제하려면 자연 치유 방법이 가장 좋다. 자연에 머무를 때 사람들은 스트레스가 줄어들고 긴장이 완화되는 기분을 느낀다. 또한 에너지가 충전되고 기분이 전환되기도 한다. 단순히 자연을 접하는 행동만으로, 활성과 긴장 완화 사이에 더욱 건강한 균형을 이루고 신경계를 통제하는 데 도움이 된다. 나는 이러한 균형을 이룰 때 건강이 좋은 상태라고 생각한다. 우리는 자연 치유를 통해 질병을 예방하고 건강한 삶의 방식을 유지할 수 있다.

스트레스 관련 질병

만성 스트레스와 관련된 것으로 밝혀진 질병과 건강 상태는 다음과 같다.

- 일반 감기
- 느린 회복 속도
- 수면장애
- 자율신경장애
- 궤양 및 위 질병
- 암 발병 위험
- 등, 목, 어깨 통증 및 두통
- 체중 증가 및 감소
- 우울증
- 과민성대장증후군
- 심장병

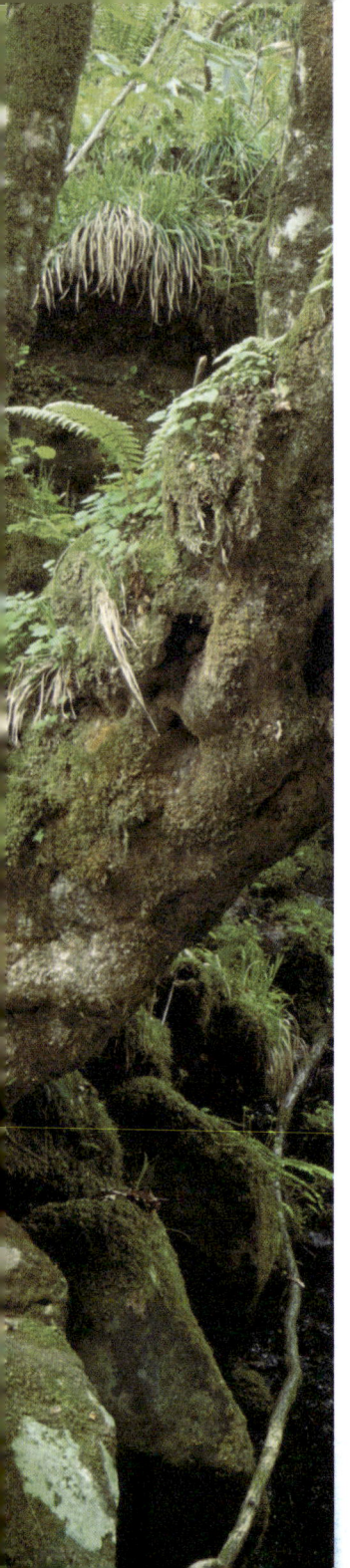

치료제로서의 자연

숲 속을 걷기만 해도 사람들이 경험하는 삼림 치유 효과는 대단하다.

삼림욕의 효과

우리가 판단하는 삼림 치유의 직접적인 효과는 다음과 같다.

- 면역 능력을 향상시킨다. 종양 및 감염에 대항하는 자연 살해(Natural Killer, NK) 세포 수가 증가한다.
- 부교감신경계의 활동이 증가하여 신체의 긴장을 완화한다.
- 교감신경계 활동이 감소하여 인체의 스트레스가 줄어든다.
- 삼림 치유를 단 15분만 실행해도 혈압이 낮아진다.
- 스트레스를 받는 느낌이 줄어들고 전반적으로 행복한 느낌을 받는다.
- 삼림 치유를 실행한 다음 날 혈압이 낮아지고 이런 상태는 치유를 실행한 지 5일 째 되는 날까지 지속된다.

자연의 복원 능력

펜실베이니아의 과학자들은 창을 통해 자연을 바라보는 것만으로도 유익한 효과를 얻을 수 있다는 사실을 밝혀내었다. 이들은 담낭 제거 수술을 받고 회복 중인 환자들을 대상으로 연구를 진행했다. 이들 가운데 일부는 창밖으로 벽돌담이 보이는 병실에, 일부는 자연 경관이 보이는 병실에 입원시켰다. 그러자 자연 풍경이 보이는 병실에 입원한 환자들이 더 빠르게 회복하였고 입원 중에도 진통제를 요구하는 경우가 상대적으로 적었다는 사실을 발견했다.[33]

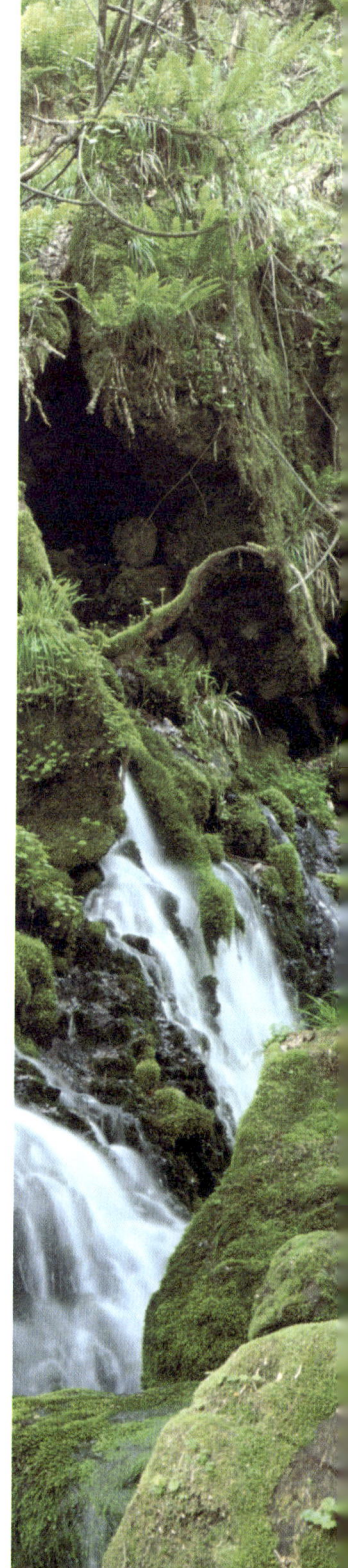

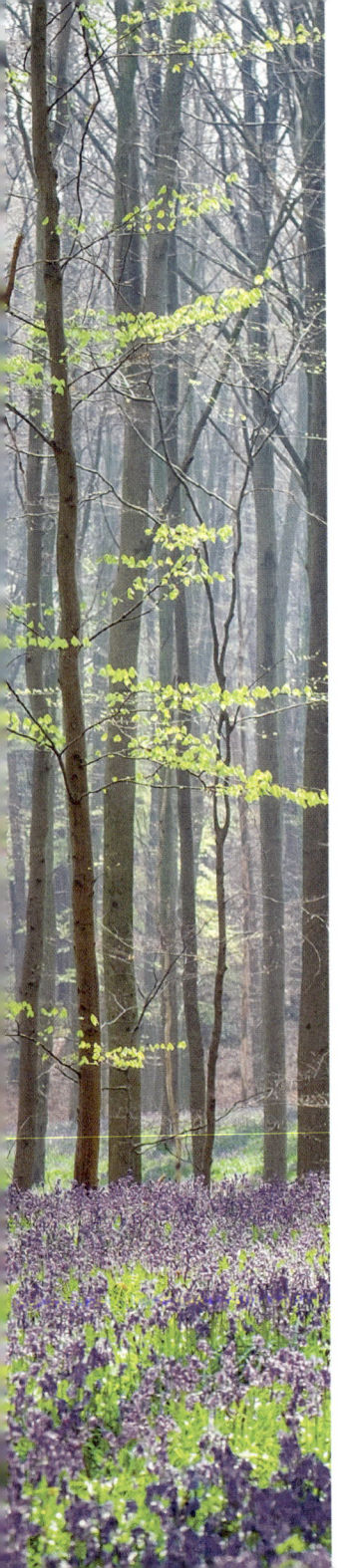

자연이 스트레스를 감소시키는 이유는?

인간이 자연과 함께할 때 왜 스트레스 수치가 감소하고 편안함을 느끼는지 누구나 궁금할 것이다. 그 원인을 밝히기 위해서는 '편안함'의 의미를 탐구하는 것이 중요하다. 아직 공식적으로 정의된 바는 없지만 그 가운데 한 가지를 소개하려 한다.

리듬의 동기화

내가 생각하는 편안함의 개념은 '인간과 자연의 리듬이 동기화'되는 상황이다. 특정한 환경에 놓였을 때 그 환경과 자신의 리듬이 동기화되는 느낌을 받는다면 우리는 편안함을 느낀다. 청중이 강연자에게 집중한 나머지 호응이 잘 이루어진다면 강연은 활기찰 것이다. 반대로 청중이 주변으로 시선을 돌리거나 졸고 있다면 강연은 매끄럽게 진행되지 않을 것이다. 콘서트도 마찬가지다.

사람들이 자신의 환경과 동기화되는지의 여부를 관점의 기준으로 놓고 편안함의 정의가 무엇인지 논의할 수도 있다. 물론 환경은 사람만이 아니라 영화, 음악, 기타 무생물은 물론 동물과 식물이 될 수도 있다.

많은 사람들이 식물, 꽃과 접촉할 때 저절로 느껴지는 안정감을 매일 경험한다. 내 연구실 한 켠에는 두 그루의 나무가 있다. 과육을 먹고 남은 씨앗을 심어 키운 파파야 나무와 아보카도 나무다. 얼마 전 잘 익은 파파야를 따서 맛있게 먹기도 했다. 나는 글을 쓰다 지칠 때면 그저 파파야 나무를 바라보는 것만으로도 긴장이 완화되는 감정을 느낄 수 있다. 이렇게 화분에 심은 식물처럼 거창하지 않은 자연에서도 동기화를 느낄 수 있다. 이는 인류가 자연 속에서 700만 년 동안 살아오면서, 인간의 몸이 자연에 적응해온 방식과 분명히 연관되어 있다.

수동적 편안함 대 능동적 편안함

1961년 세계보건기구(WHO)는 라이프 스타일이 편안함, 효율성, 건강, 안전의 네 가지 단계로 분류할 수 있다고 발표했다. 마사오 이누이(Masao Inui)는 편안함을 '수동적 편안함'과 '능동적 편안함'으로 분류하였다(오른쪽 표 참고).[34]

수동적 편안함은 체온 조절 같은, 소위 '결핍에 의한 필요'를 바탕으로 한다. 또한 불편함을 제거하는 것을 목적으로 하는 부정적 필요를 말한다. 여기에는 개인적인 생각이나 감정이 개입되지 않으므로 우리는 수동적 편안함에 어떤 것이 포함되는지 쉽게 동의할 수 있다. 체온을 유지해야 하는 것처럼 말이다. 반면 능동적 편안함은 안녕에 대한 개념이 개입되며, 다양한 개인적 욕구가 추가되었다. 따라서 능동적 편안함을 한 가지로 정의하기란 어렵다.

50년 전 내가 학생일 당시, 나를 둘러싼 환경은 현재 우리가 '편안함'이라고 부를 수 있는 것이 아니었다. 대기오염 문제도 심각했고, 겨울에는 춥고 여름에는 더운 주거 환경도 문제였다. 정말 수동적 편안함이 필요하던 시대였다.

하지만 1990년대에 접어들며 이러한 의식주 문제들이 해결되었고 사회적 관심이 오감으로 느낄 수 있는 능동적 편안함으로 이동하였다. 사회는 능동적 편안함, 즉 '안녕'에 대해 더 많이 알기를 원하지만 이러한 주제는 학문적으로 탐구할 필요가 있다.

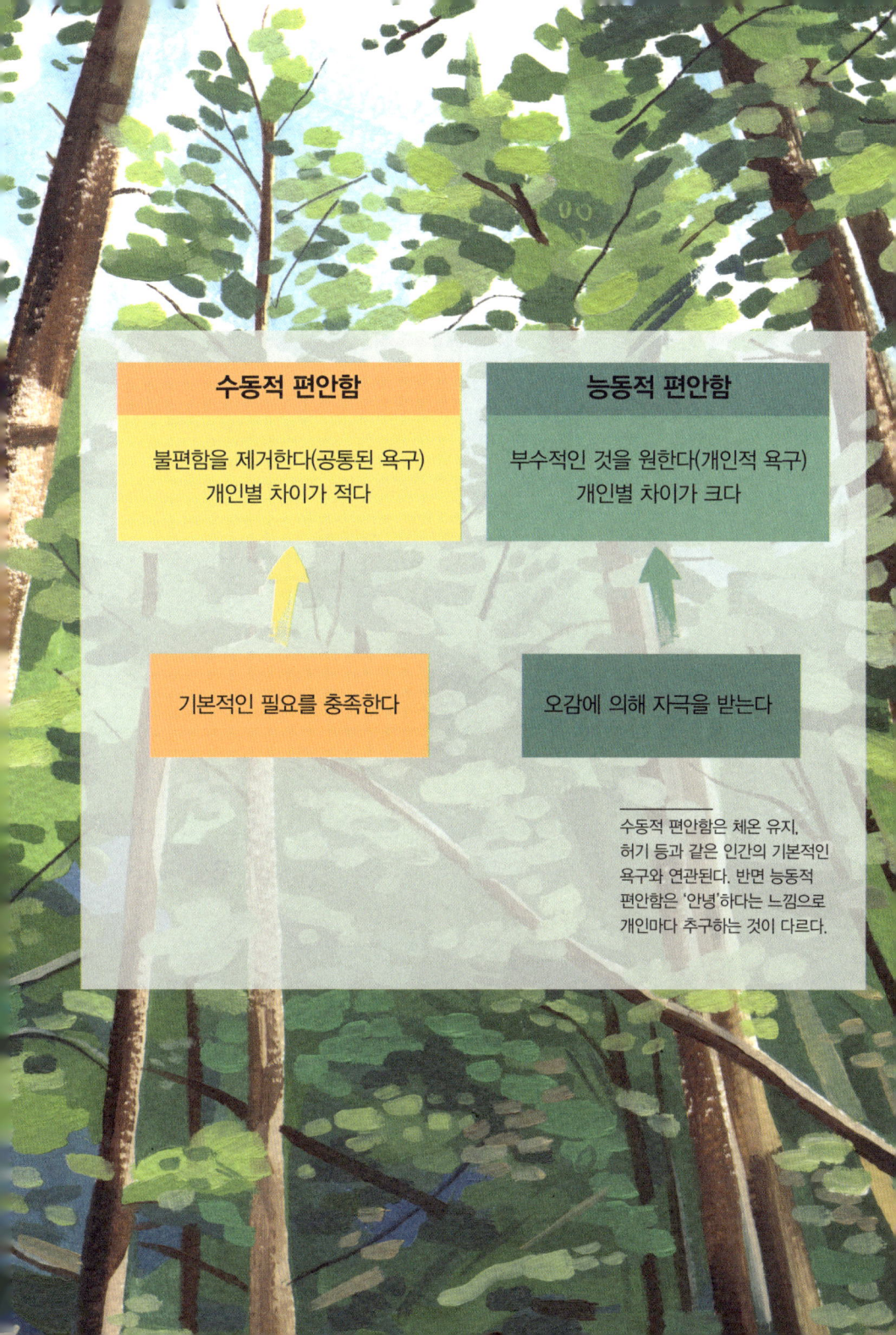

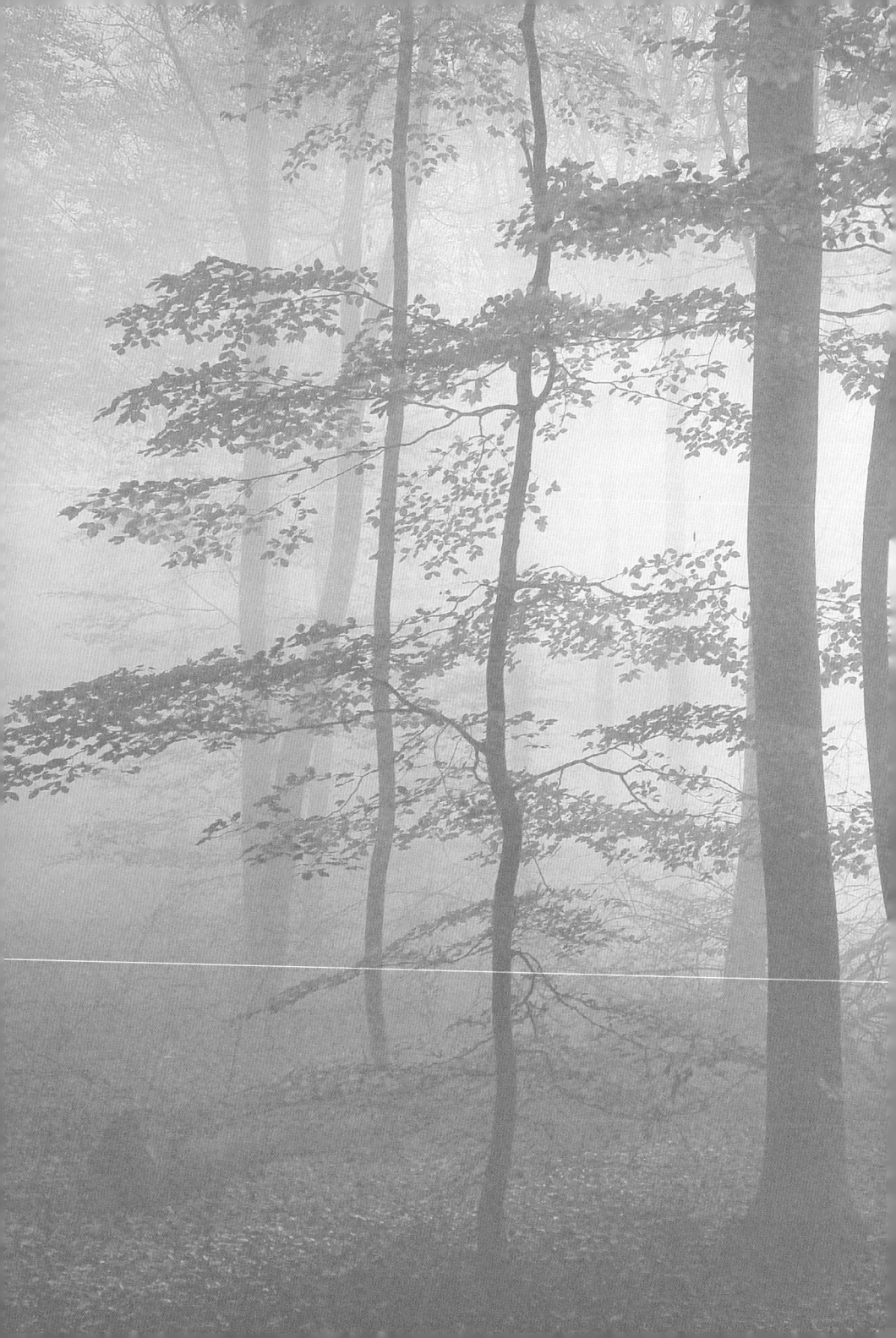

"나는 종종, 숲속의 깊은 눈밭을 헤치며 10킬로미터 또는 15킬로미터를 저벅저벅 걸어간다. 너도밤나무, 노랑자작나무, 그리고 소나무들 중 오랜 세월 동안 알고 지내던 녀석들과의 약속을 지키기 위해서다."

— HENRY DAVID THOREAU

제 2 장

일본인의 자연관

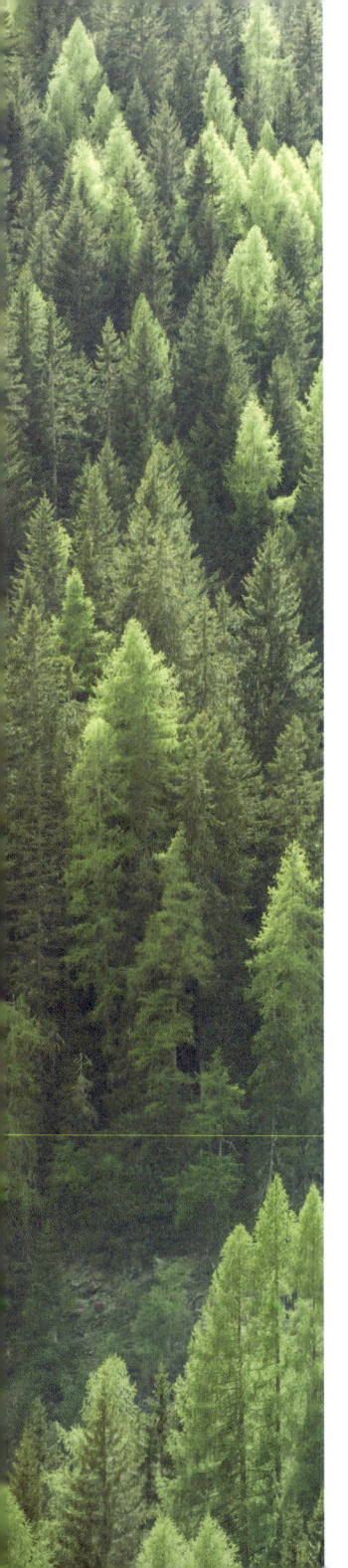

새해 첫날, 꽃꽂이 전문가 토시로 가와세(Toshiro Kawase)와 내가 학부 시절 강의를 들었던 생물학자 토시타카 히다카(Toshitaka Hidaka)의 토론 프로그램이 TV에서 방송되었다. 토론 중에 가와세는 꽃꽂이에 대한 일본의 접근 방식과 유럽의 방식 사이의 차이를 언급했다. 일본 전통에 따르면 꽃꽂이를 하는 사람은 꽃을 향해 허리를 숙여 사용하는 꽃에게 감사를 표하지만, 유럽에서는 이러한 문화가 존재하지 않는다. 가와세는 꽃꽂이에 사용된 꽃에게 감사의 인사를 하는 것은 일본인이 인간과 꽃을 동등한 존재로 여긴다는 사실을 의미한다고 말했다.

이에 대해 히다카는 어느 프랑스 가정에서 장식된 꽃꽂이를 보고 칭찬했던 일을 이야기하면서, 당시 누군가 그 꽃꽂이의 어떤 점이 마음에 들었냐고 물었을 때 자신의 감정을 어떻게 설명해야 할지 몰랐었다고 한다. 꽃에 대한 자신의 감상을 비롯해서 꽃꽂이 전체적인 면에서 매력을 느꼈으므로 딱히 어느 한 부분을 집어내기 어려웠던 것이다.

히다카는 이것이 일본인의 자연관을 보여준다고 생각했다. 일본인은 인간이 자연보다 우월한 지위에 있는 것이 아니라 인간과 자연이 동등한 위치에 존재한다고 믿는다. 개인적으로 나는 한 명은 과학자, 다른 한 명은 꽃꽂이 전문가인 이 두 사람이 전혀 다른 분야에 종사함에도 불구하고 인간과 자연의 관계에 대해 같은 생각을 드러내는 것에 깊은 인상을 받았다.

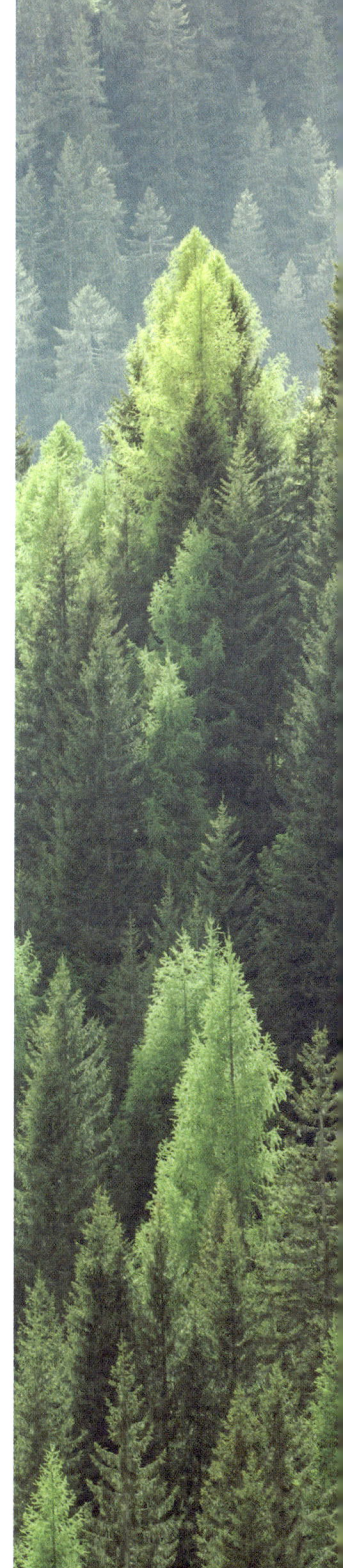

일본 문화에서의 자연

이사무 쿠리타(Isamu Kurita)는 저서 《꽃 기행(A Flower Journey)》[35]에서 이렇게 말했다. "서양 사람들은 꽃을 바라본다. 아시아 사람들은 꽃과 더불어 산다." 일본 사람들이 자연과 강한 유대감을 느끼는 것은 새로운 일이 아니다. 약 1천 년 전부터, 기노 쓰라유키, 오노노 코마치 등 여러 고대 시인들이 자신의 삶과 용모를 꽃과 동일시했다.

도쿄 대학 명예교수인 마사오 와타나베(Masao Watanabe)는 1974년 〈사이언스(Science)〉[36] 지에 다음의 내용을 게재하였다. "서구사회는 기독교 교리에 따라 천국과 지상에 있는 모든 것은 신의 창조물이라고 여긴다. 이런 관점에서는 인간만이 특별한 피조물이며 인간과 다른 피조물 사이에는 분명한 경계가 존재한다. 인간만이 다른 피조물보다 위에 군림하는 특별한 피조물이라는 자연관을 가진다. 또한 서양에서는 인간과 자연이 대립하지만 일본에서 인간은 자연의 일부다."[37]

같은 에세이에서 하루히코 모리나가(Haruhiko Morinaga)는 이 문제를 서양의 절대주의와 동양의 상대주의, 두 가지 관점으로 보았다. 그리고 이러한 깊은 문화적 차이를 다음과 같이 말했다.[38] "누군가 '고래는 생선이 아니야, 그렇지?'라고 묻는다면 일본인은 '맞아, 당연히 생선이 아니지.'라고 동의할 것이다. 하지만 서양인은 단순히 '아니, 생선이 아니야.'라며 단편적인 사실만을 언급할 것이다." 서양인의 대답은 단순히 사실을 언급하는 것인 반면, 일본인의 대답은 질문 자체와 연관되어 있다. 서양의 절대주의와 동양의 상대주의의 차이를 보면 일본인이 자연과 어떤 관계를 맺는지 또한 알 수 있다.

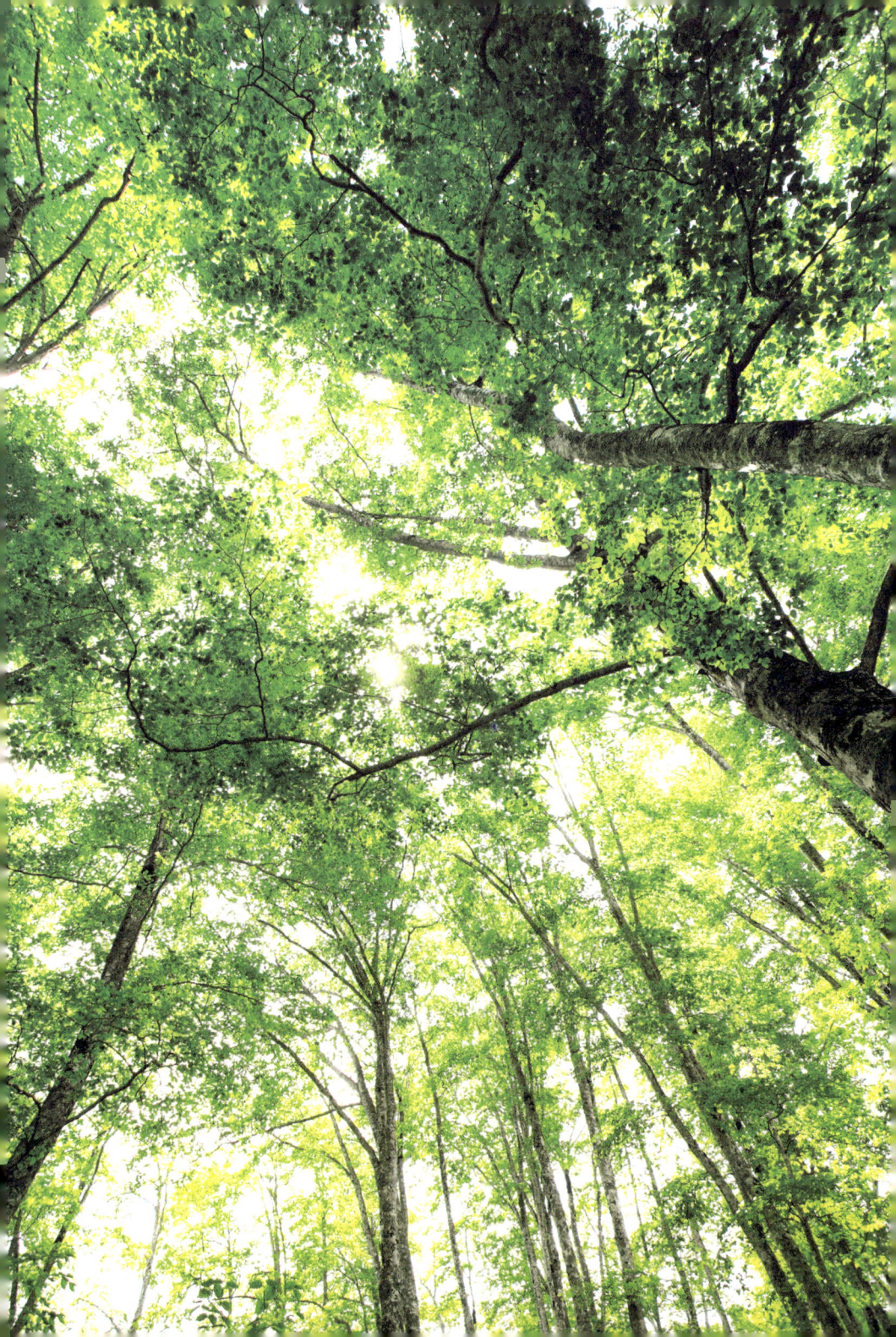

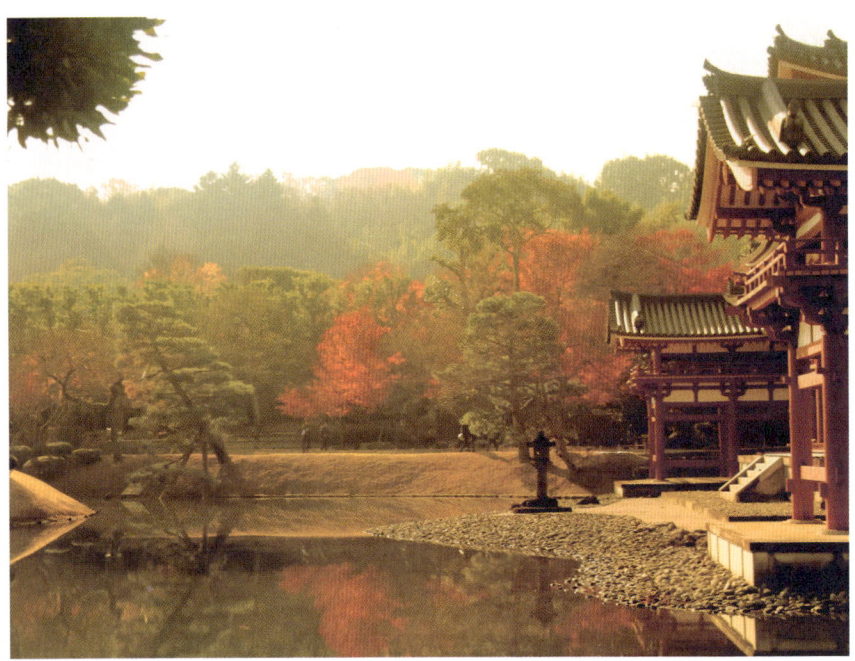

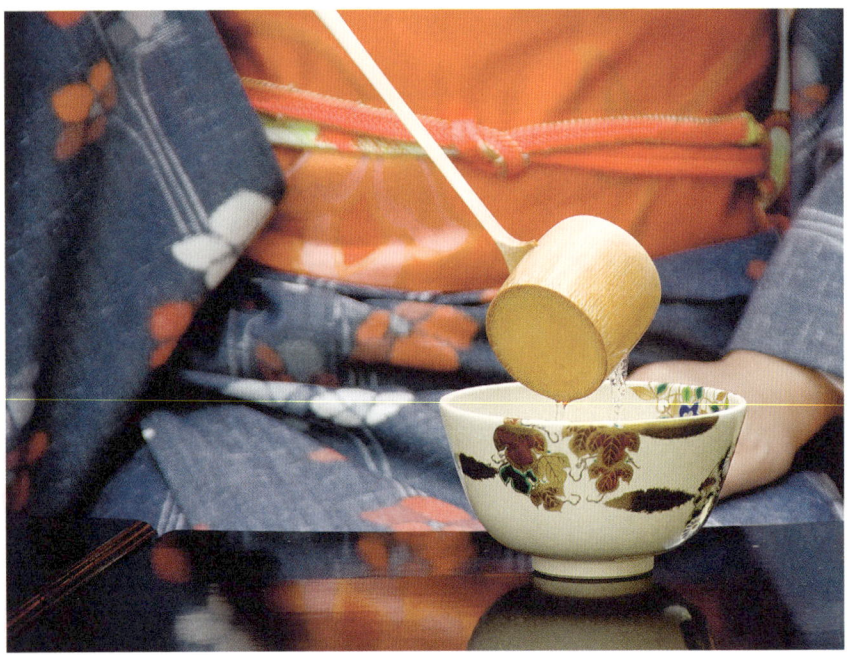

일본의 미

일본 문화 해설가들은 일본인과 자연 사이의 유대관계를 '일본의 미'의 일부로 보고 있다. 이는 일본의 예술과 생활을 연결하는 철학적 개념들을 말한다. 이러한 개념들의 한 가지 공통된 맥락은 불완전하고 유한한 아름다움에 대한 찬사다. 그리고 수많은 시인과 화가가 자연을 통해 구현하려 한 것이 바로 이러한 아름다움이다.

가장 오래된 일본 시 선집에는 감정이 종종 자연에 빗대어 표현되곤 했다. 시선집인 《코킨슈(Kokinshu)》의 머리말에서 일본 작가이자 시인인 기노 쓰라유키는 이렇게 밝힌다. "일본의 시는 인간의 마음을 씨앗으로 삼는다. 그리고 단어라는 셀 수 없이 많은 잎으로 이 씨앗을 키워낸다. 삶에서 다양한 일을 경험하는 동안 사람들은 자신이 듣고 본 것에 빗대어 감정을 표현한다."[39]

자연과 감정을 연결하는 전통적인 상징도 있다. 예를 들어 벚꽃이 지는 것은 비애에 비유되며 가을 저녁은 종종 외로움을 표현할 때 사용된다.

현대 일본에서도 여전히 이러한 개념이 사용되고 있다. 특히 주변 자연 환경과 조화를 이루며 디자인을 해야 하는 건축 분야, 정원 디자인, 공예, 제품 디자인이 그러하다.

"봄에 가장 아름다운 시간은
해 뜰 무렵이다…
여름은 밤이 가장 아름답다.
달이 빛나고 반딧불이가
사방으로 날아다닐 때면
칠흑같이 어두운 밤도 아름답다.
그리고 비가 올 때조차
그 얼마나 아름답단 말인가!"

— SEI SHONAGON [40]

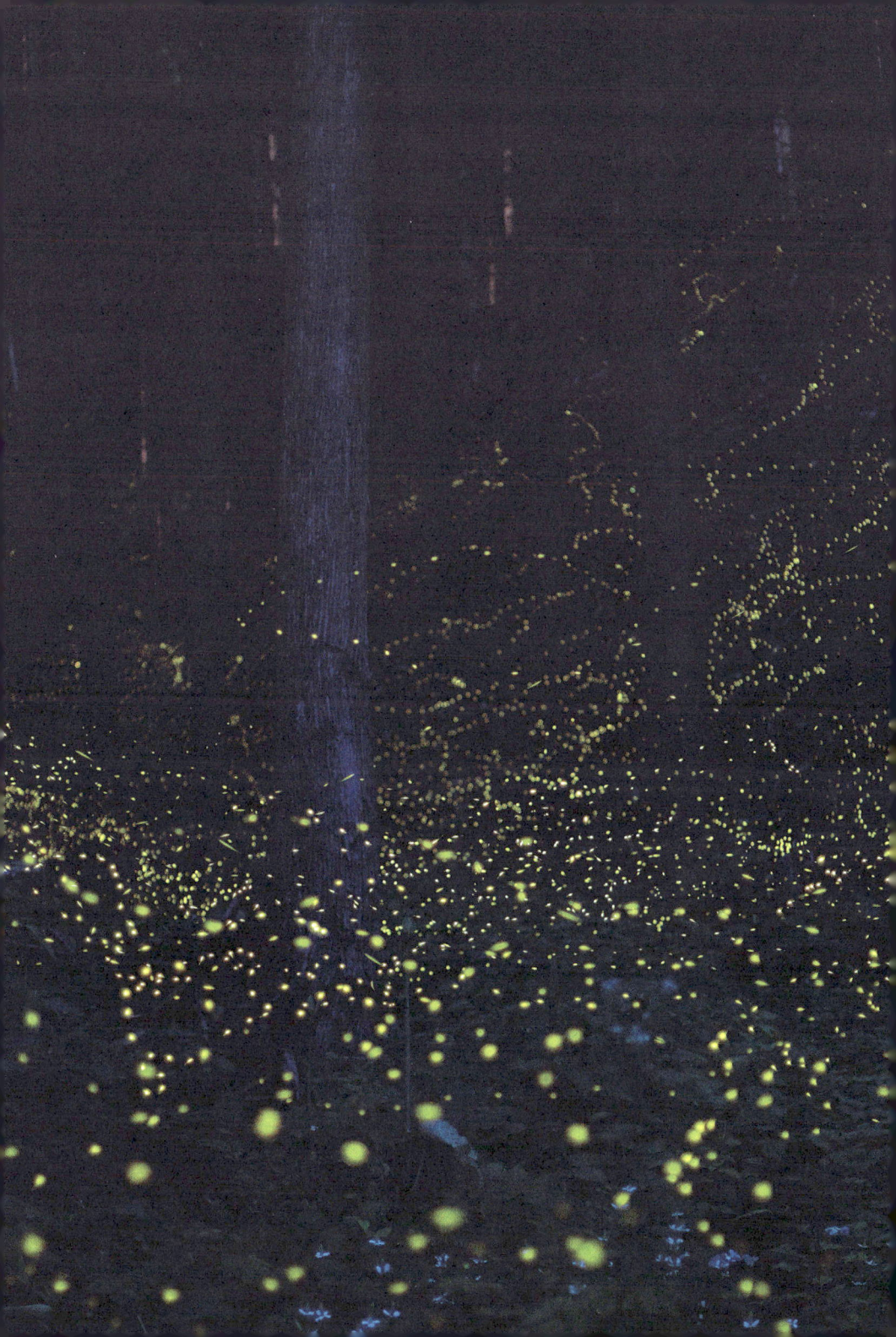

일본의 지형[41]

일본 열도는 길고 가는 모양을 하고 있으며 최북단에서 최남단까지 약 3천 킬로미터에 걸쳐 있다. 기후와 지형 때문에 광범위한 수목종이 서식하고 있다. 남부 습지대에서는 맹그로브가, 중부로 올라가면 일본 너도밤나무 같은 낙엽활엽수가, 북쪽으로 가면 침엽수가 자란다.

일본 식물상의 특징은 그 종이 매우 다양하다는 데 있다. 일본 자생종은 5,560가지에 달하며, 이렇듯 다양한 식물이 자생한다는 것은 일본 열도가 다양한 기후로 구성된다는 특징을 보여주는 것이다.

일본의 산림은 249,850평방킬로미터로, 전체 국토의 69%가 숲으로 덮여 있다. 전 세계 산업화된 국가 가운데 스웨덴과 핀란드만이 국토 가운데 숲이 차지하는 비율이 높다. 일본은 지구상에서 가장 인구밀도가 높은 국가 가운데 한 곳이기도 하다.

일본은 다양한 기후 구역으로 이루어지며, 각각 다른 유형의 동물군과 수목들이 서식한다. 따뜻한 남부 지역을 비롯한 국토 전역에서 소나무와 삼나무를 흔히 볼 수 있어, 이 두 수종은 일본인들에게 매우 친숙한 수종이다. 일본에는 다음과 같은 세 가지 주요 천연림이 있다.

- 고산지대 및 홋카이도 동부와 북부에 위치하며 가문비나무와 잣나무로 이루어진 침엽수림
- 중앙 혼슈 및 홋카이도 남부에 위치하며 참나무와 너도밤나무로 이루어진 낙엽활엽수림
- 혼슈 서부 및 시코쿠, 큐슈에 위치하며 월계수, 모밀잣밤나무로 이루어진 상록활엽수림

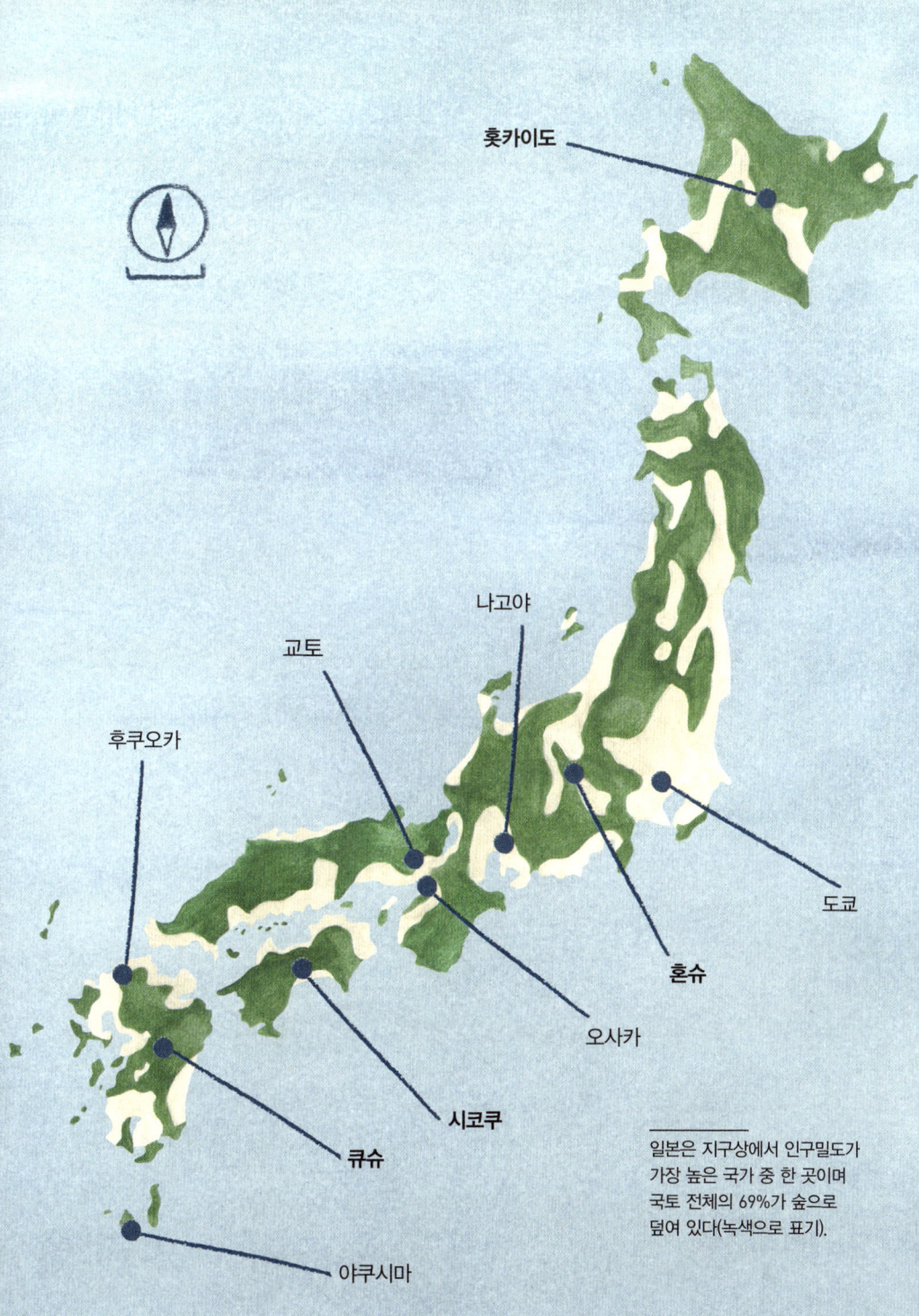

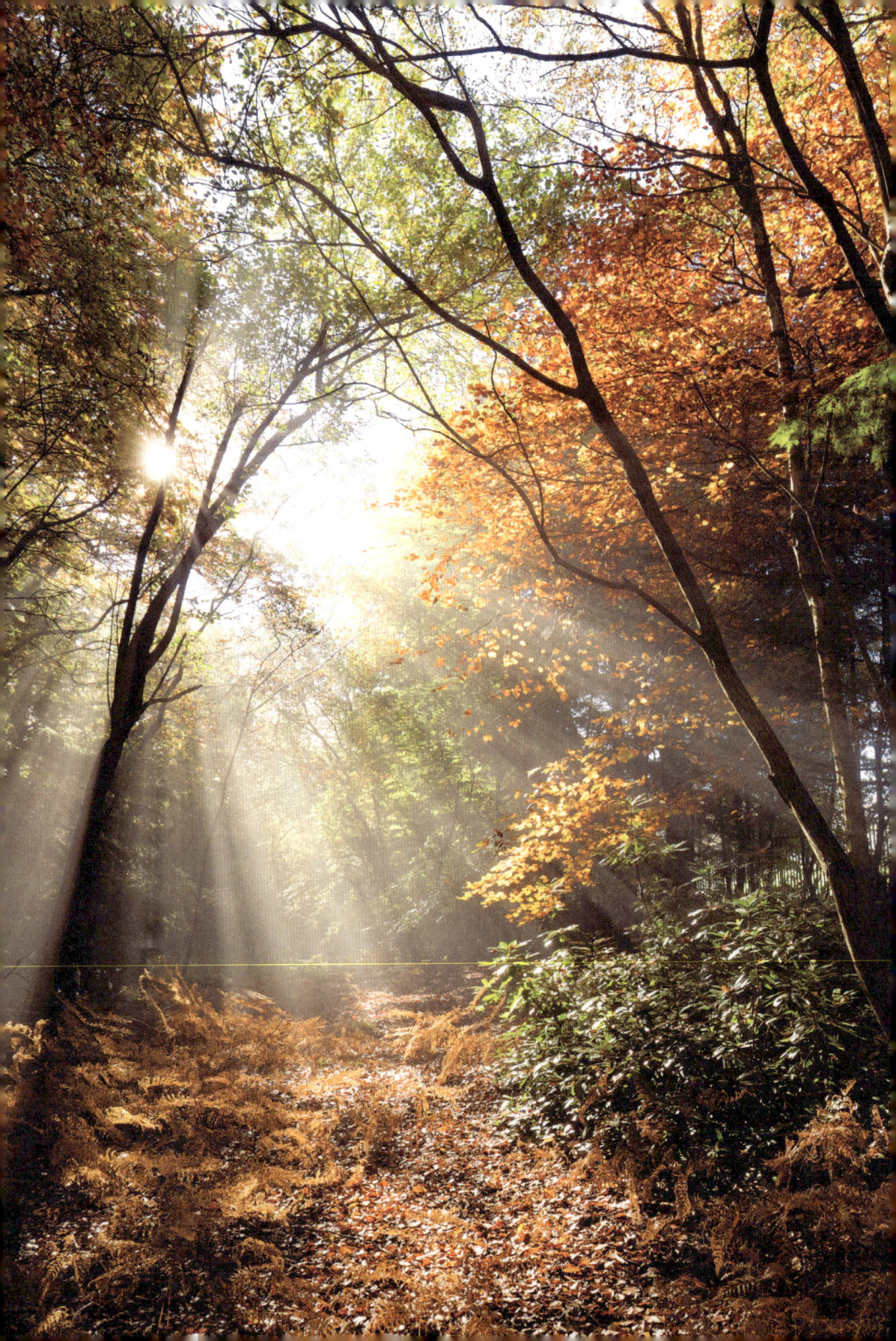

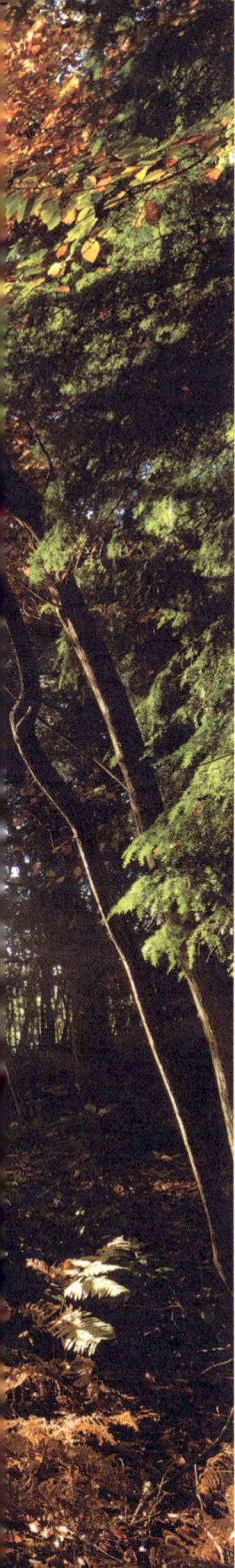

일본인과 나무

일본에서 나무가 경외의 대상이 되고 '자연과 조화를 이루는 인간'의 유대관계를 보여주는 것은 국토의 대부분을 삼림이 차지하기 때문일 수도 있다. 소나무와 곰솔은 마츠라고 불리는데, 이는 '신의 영혼이 하늘에서 내려오기를 기다린다'는 뜻이다. 반면 초령목(*Michelia compressa*)은 '영혼을 초대한다'는 의미의 오가타마-노키(ogatama-noki)라고 불린다. 사람들은 나무가 신의 영혼을 초대하는 특별한 힘을 지녔다고 생각해 흔히 신전의 문에 나무를 심었다.[42]

삼나무 삼나무(*Cryptomeria japonica*)와 같이 큰 고목은 일본에서 표지물로서 특별한 의미를 지닌다. 이 나무들은 웅장한 크기와 독특한 모양, 나이테에 기록된 기후의 역사 때문에, 특정한 환경에 적합한 종의 예로서, 주변 지역의 생태적 재활의 지표로 삼고 있다. 일본인들은 축제가 열리면 신들이 삼나무를 이정표로 삼아 이승을 방문한다고 생각한다.

최근 삼나무의 중요성을 깨닫고 보존하려는 노력이 일어나고 있다. 늙고 약해진 삼나무를 돌보는 특수한 의사까지 있다. 야쿠시마 섬의 해발 1천 미터 고지에서 자라는 거대한 일본 삼나무 중에는 키가 약 30미터까지 크고 2천 년 이상 된 것도 있다. 그 앞에 작은 사당이 만들어진 것을 보면 이러한 삼나무가 영적인 의미를 지녔다는 사실을 알 수 있다.

카도마츠 직역하면 '소나무 문'(kadomatsu)이라는 의미이며, 새해를 맞아 문에 소나무 가지를 거는 것을 말한다. 지금도 일본에서 인기 있는 전통 행사이며, 원래 자신의 집에 온 신을 환영하는 믿음에서 비롯되었다.

대나무 대나무(*Phyllostachys bambusoides*)는 종종 신성한 장소를 의미한다. 농부들은 논에 '성수(聖樹)'라고 부르는 키가 큰 대나무를 심을 때, 관습적으로 신에게 쌀의 풍작을 기원했다. 대나무는 매우 빨리 자란다는 점에서도 경외의 대상이 되며 강력한 생명력의 신비를 상징한다.[42]

벚꽃 수 세기 동안 이어진 전통인 하나미(꽃놀이)는 지금도 그 인기가 식지 않고 있다. 많은 사람들이 순간에 사라지는 장관을 보기 위해 몰려든다. 벚꽃은 일본인에게 매우 깊은 의미를 지니기 때문에 국화인 벚꽃은 문화적 아이콘이기도 하다. 벚꽃은 숨 막힐 듯한 아름다움뿐만 아니라 삶과 죽음, 환생을 오래도록 표현해왔다는 점에서 사람들에게 경외의 대상이기도 하다. 생의 유한함, 마음 챙김, 현재에 살기와 같은 불교적 주제와 연관되어 벚꽃은 시대를 막론하고 인간의 존재를 표현하는 비유로 사용된다. 낙화하는 모습은 아름답기도 하지만 순간의 비극이기도 하다. 이는 인간의 생도 덧없는 동시에 아름답다는 사실을 되새기게 한다. 이러한 벚꽃의 이미지는 일본의 문화 곳곳에 스며 있다.

분재 분재는 중국과 한국을 거쳐 7세기 경 일본에 전파되었다. 일본 예술 형태처럼 분재는 미적으로 단순하지만 의도한 목적으로 가꾸는 과정이 섬세하며, 오랜 시간이 걸리는 작업이다. 분재를 관리하는 데는 몇 가지 미적 가이드라인이 있다. 여기에는 대칭을 피해야 한다는 것에서 자연에서 온전히 자란 나무와 같은 비율을 가지게 하려는 열망까지 다양한 것이 포함된다.

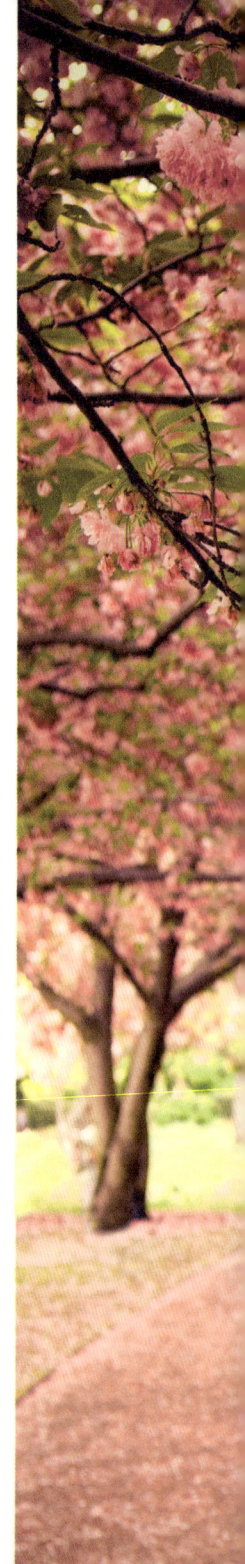

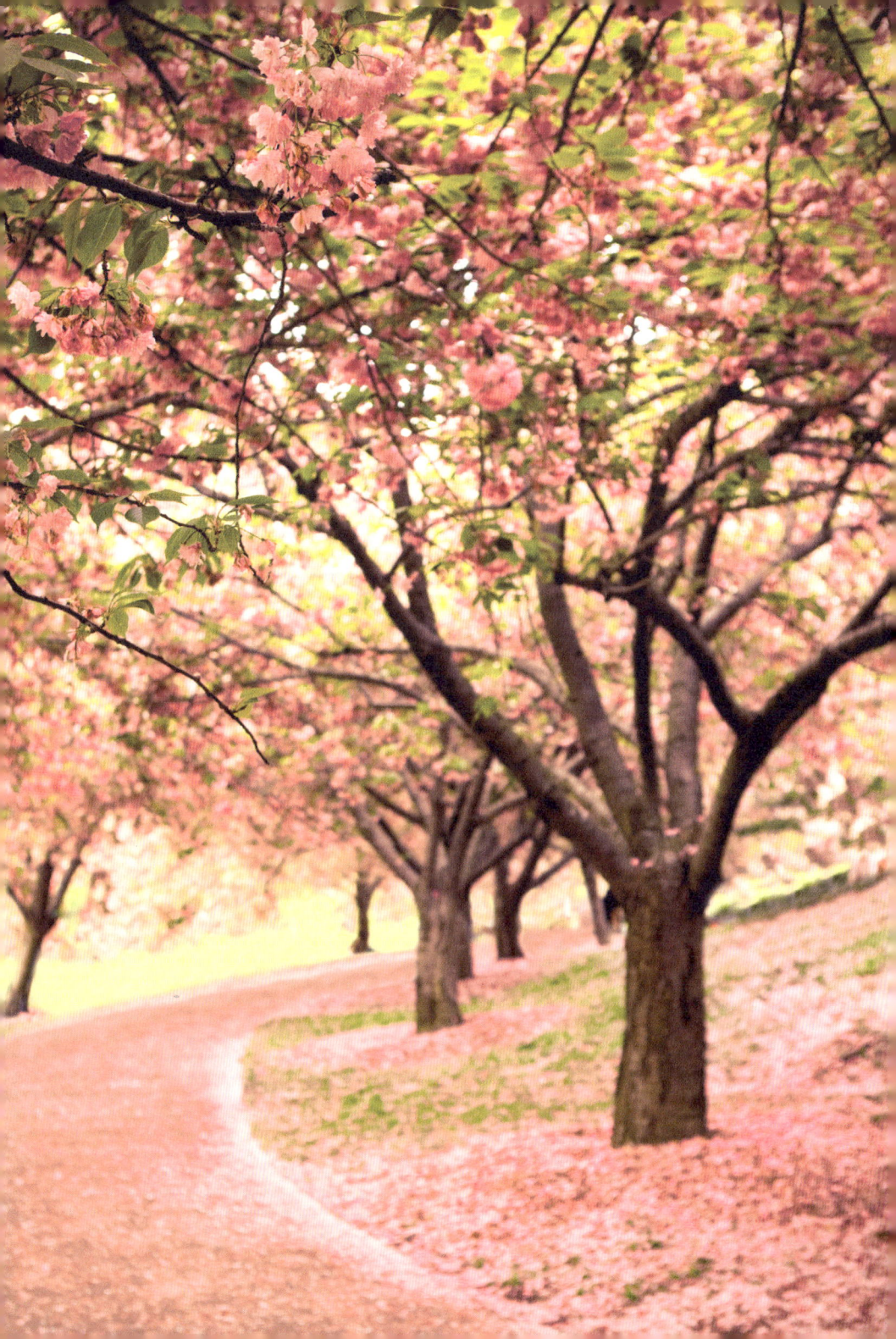

일본의 자연 치유 연구

자연, 특히 숲과 나무와 밀접한 유대관계를 맺는다는 점을 생각하면 일본이 자연 치유 연구의 선두주자라는 사실은 당연한 일일 것이다. 이러한 연구 대부분은 다수의 일본인이 거주하는 인공적인 도시 환경으로 인한 스트레스를 줄여야 한다는 사실을 인지한 일본 정부의 지원을 받고 있다. 그렇다면 해결책을 찾기 위해 집안을 살펴보는 것은 어떨까? 앞선 내용에서 보았듯이 일본은 아름다운 숲과 뛰어난 자연 환경을 가지고 있다.

2004년, 정부는 자연 치유 연구를 위해 2억 7천만 엔에 달하는 대규모 연구비를 배정하였고, 정부 보조 예산으로부터 2억 엔이 지급되었다. 이렇게 든든한 재정을 바탕으로 우리는 기후통제 실험실을 설립하여 연구를 계속하였다.

지난 약 15년 동안 일본 생리 측정 장비 제조사들도 뇌 활동과 자율신경계 활동을 측정하는 세계에서 가장 우수한 장비를 개발함으로써 이러한 연구에 부응했다. 이는 일본에서 자연 치유 분야 연구가 발전하는 데 큰 공헌을 했다.

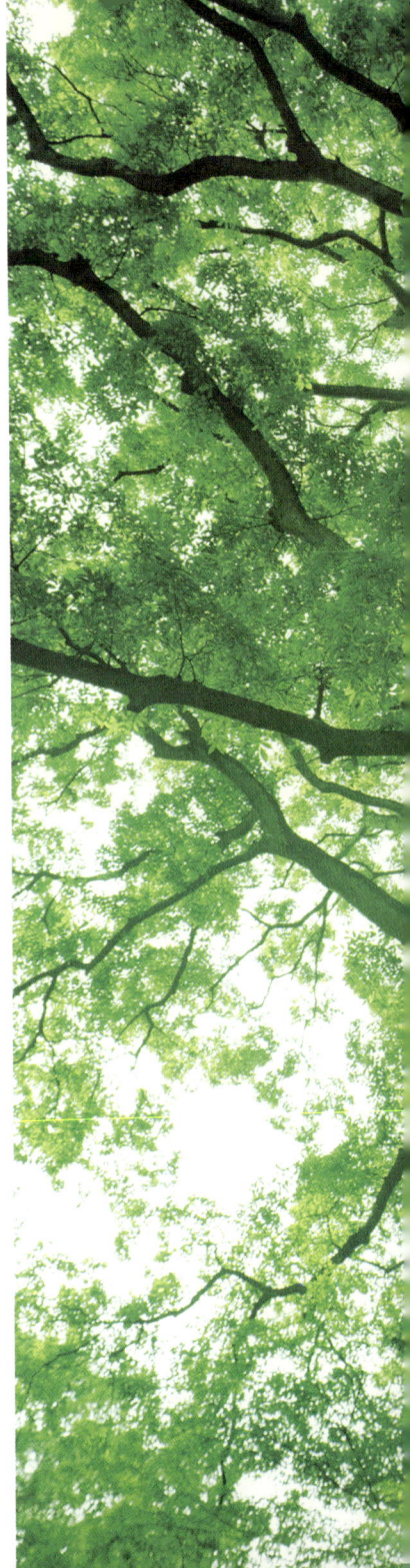

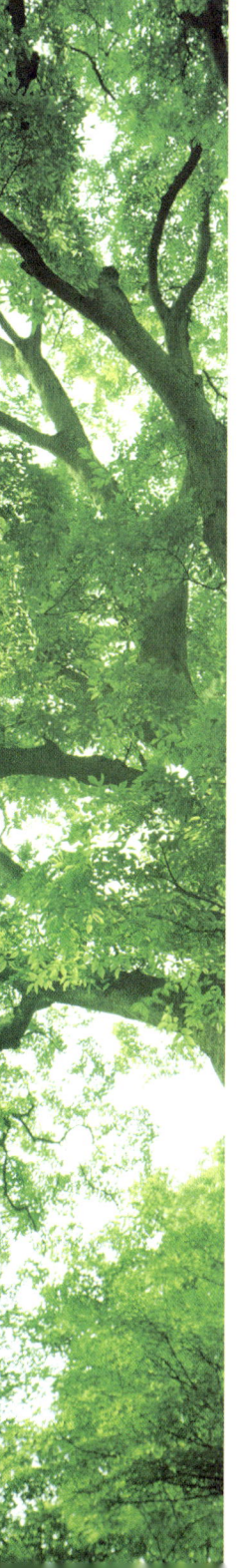

지금까지의 연구

일본은 이제 삼림욕뿐만 아니라 공원 요법[43~48], 나무 요법[49~58], 꽃과 분재 요법[59~76] 등 다른 자연 치유에 대한 상당한 양의 생리적 데이터를 축적했다.

요법으로서 자연이 지닌 가치는 너무나도 분명하다. 1992년, 나는 첫 번째 나무 요법 실험을 수행했고,[49] 이후 일관된 결과를 얻었다. 단순히 소나무와 참나무, 또는 편백의 냄새를 맡거나 이를 만지는 것만으로도 실험 대상자들은 전두엽의 뇌 활동이 진정되고 교감신경 활동이 감소하며 부교감신경의 활동이 증가하는 것을 경험했다(172~173쪽 참고). 이는 모두 스트레스가 감소했다는 것을 의미한다.

우리가 공원 요법과 꽃과 분재 요법에 대한 연구를 시작한 것은 2007년부터였다. 그리고 지금까지 우리는 공원을 산책하고, 장미와 팬지, 드라세나(Dracaena), 편백 분재를 보는 동안 어떤 효과가 있는지 밝히기 위한 실험을 수행했다. 그 밖에도 장미와 오렌지 향을 맡을 때, 장식용 화분의 분갈이 같은 활동을 할 때 나타나는 효과를 살펴보는 실험도 수행해왔다. 다른 자연 치유와 마찬가지로 이러한 활동이 인체에 긴장을 완화하는 효과를 준다는 명백한 증거를 발견했다(162~171쪽 참고).

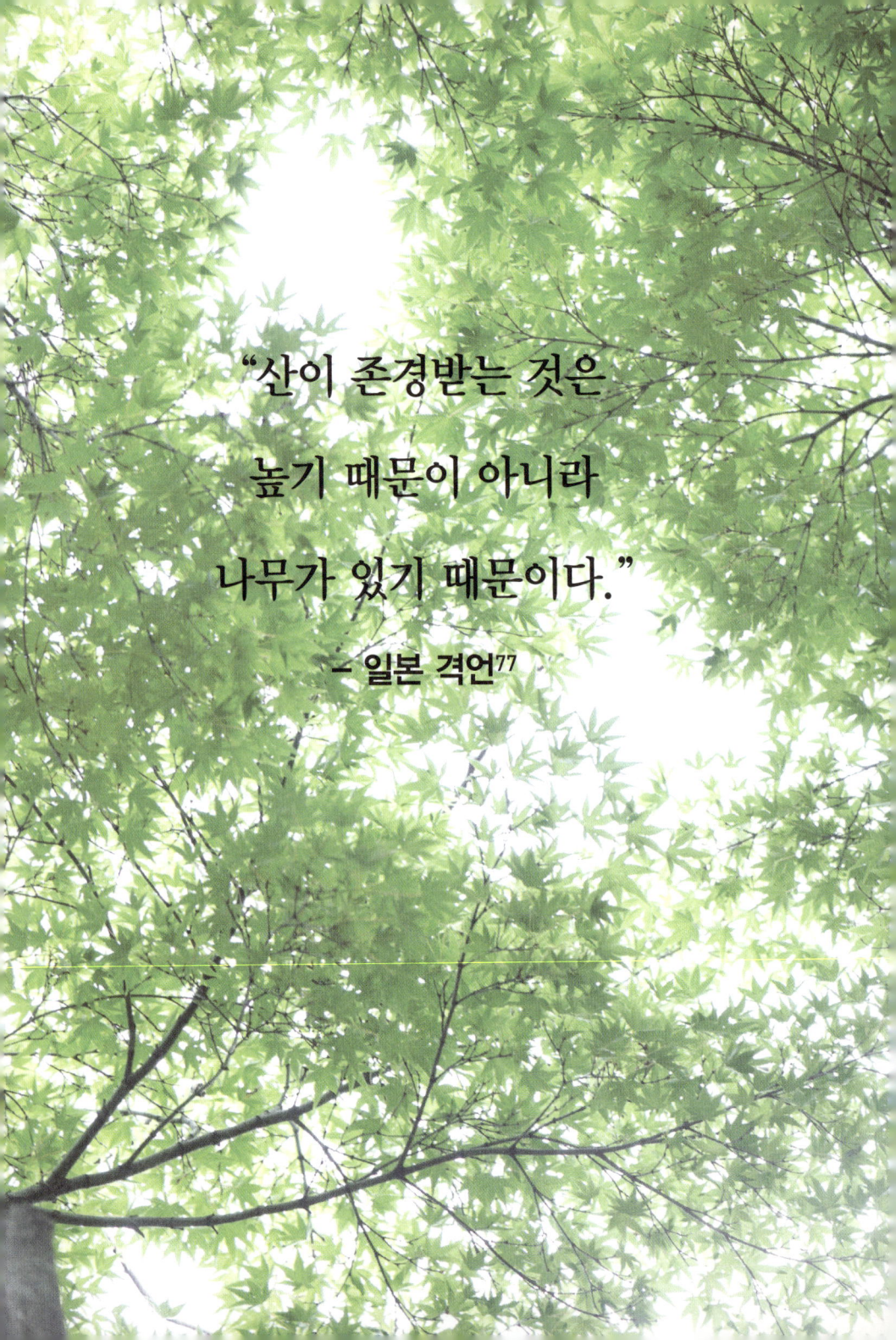

"산이 존경받는 것은

높기 때문이 아니라

나무가 있기 때문이다."

- 일본 격언[77]

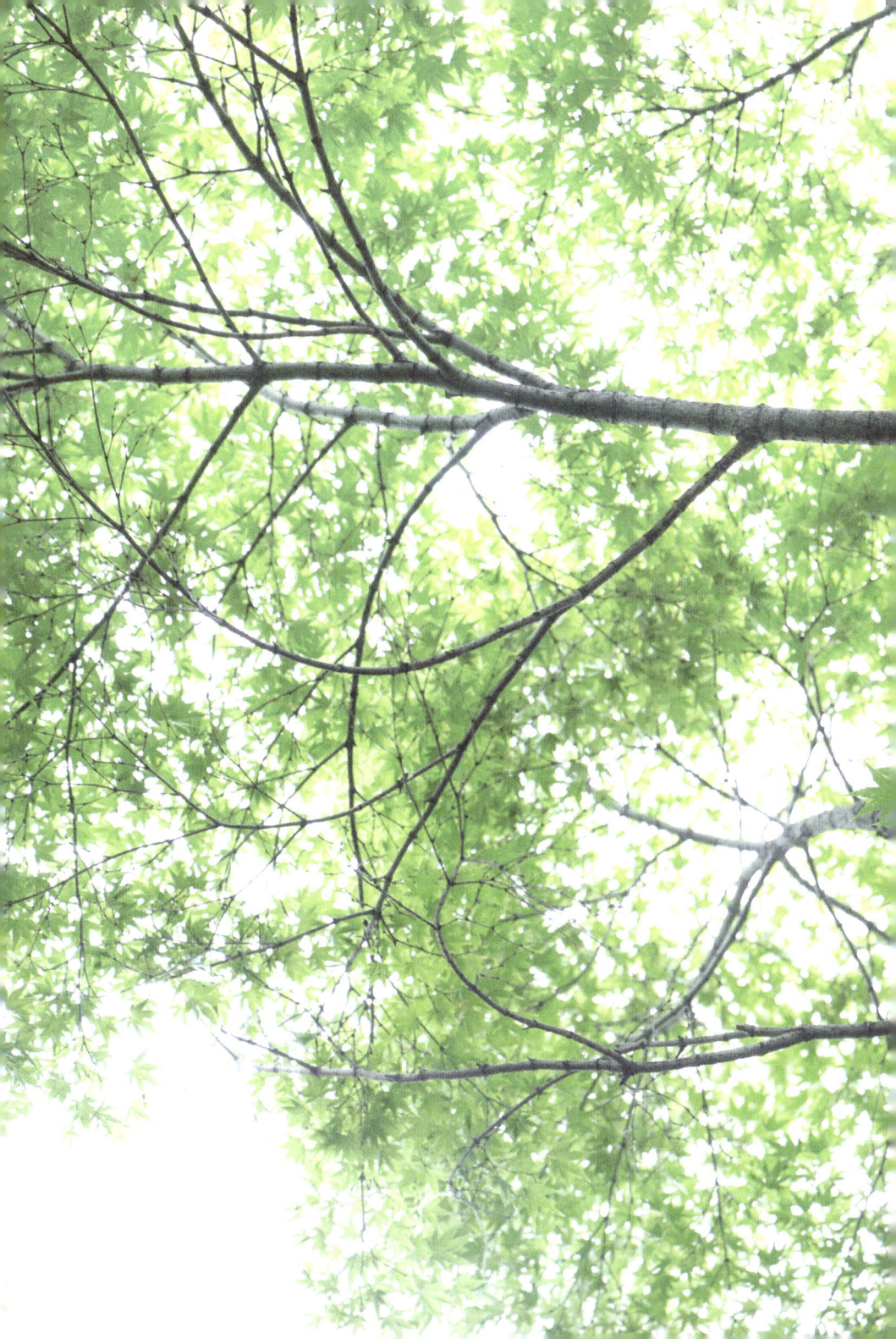

제3장
—
삼림욕 실천하기

그렇다면 삼림 치유를 실행하는 동안 무슨 일이 일어날까? 이제 일본의 삼림 치유 기지에서 이루어지는 활동 몇 가지를 설명하고자 한다. 이 가운데 개인적으로 당신에게 반향을 불러일으키는 것이 있을 수도 있다. 아니면 인근 숲에서 명상이나 요가를 할 수 있는 장소를 찾고 싶을 수도 있다. 당신이 사는 지역의 삼림지에 편안함을 느끼게 만드는 냇가나 호수가 있는가? 또는 숲을 걷다가 중간에 앉아서 쉬며 여유를 즐기고 싶지 않은가? 자연에 완전히 파묻히면 계절이 변하는 것을 더욱 잘 느낄지도 모른다. 아니, 단순히 자신을 둘러싼 나무가 보여주는 경치와 자연의 소리를 받아들이고 싶을지도 모른다.

삼림 치유 활동

그동안 삼림 치유 프로그램은 걷기와 앉아서 숲을 감상하는 데 초점을 맞추어 왔다. 하지만 74~77쪽에서 언급할 일부 진보적인 삼림 치유 기지에서는 독특한 종류의 활동들을 제공한다. 이는 모두 전통적인 삼림 치유를 독창적으로 변형시킨 것이다.

삼림 치유의 목적은 인공적인 도시 환경으로 인한 스트레스를 진정시키고 긴장을 완화하는 것이다. 이 사실을 염두에 둔다면 명상, 요가, 스트레칭, 해먹 타임 같은 활동들이 삼림 치유에 사용되는 것은 당연하다. 일부 기지에서는 효과를 증가시키기 위해 물리적인 주변 환경을 이용하고, 긴장 완화 효과를 얻기 위해 나무, 폭포, 밤하늘, 눈 덮인 산과 직접 접촉하게 만든다. 또 어떤 곳에서는 벚꽃, 꽃과 가을 단풍, 또는 계단식 논, 찻잎 따기, 온천욕과 같이 '일

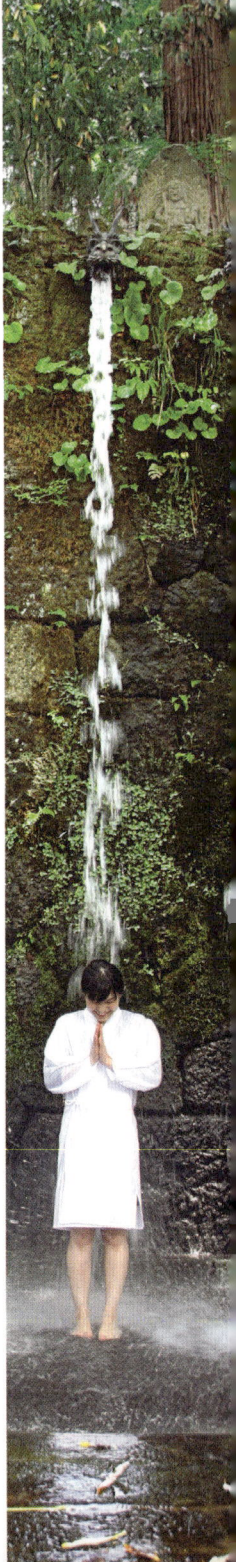

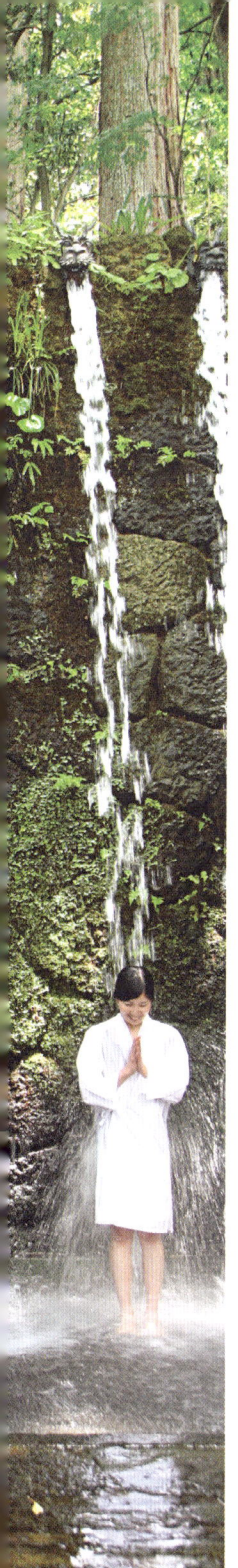

본' 하면 떠오르는 전형적인 것들을 즐기도록 한다. 또한 음악 콘서트, 아로마 워크숍, 승마, 도그 테라피, 낚시 등의 활동이 포함된 어린이용 코스를 포함한 프로그램을 개발하고 있다.

명상과 요가 우리는 연구를 통해, 가만히 앉아서 숲의 풍경을 감상하는 것만으로도 신체적으로 긴장이 완화된다는 사실을 알게 되었다. 하지만 명상과 요가 수행이 왜 긴장을 완화시키는지 밝힌 연구는 없었다. 이러한 연구를 통해 삼림 치유 프로그램이 더욱 발전하였으면 한다. 다행인 점은 숲에서 수행하는 명상과 요가 프로그램이 인기가 많다는 것이다.

해먹 타임 명상 및 요가와 더불어 인기 있는 삼림 치유 활동인 해먹 타임은 참가자들이 해먹에 누운 채 숲의 풍경을 감상하는 것을 말한다. 나무들 사이에 누워 있는 것은 우리가 자주 하는 일은 아니므로 이 새로운 활동이 신체적 긴장 완화에 큰 효과가 있었으면 한다. 앞으로 더 많은 연구를 통해 이 효과가 증명되길 바란다.

물 일본에는 폭포가 많기 때문에 삼림 치유 프로그램에 폭포를 활용하고 있다. 일본인은 특히 폭포 수행을 좋아하는데, 이는 폭포 아래에서 정좌한 채 명상을 실행하는 것으로 가미이치(Kamiichi) 정(町) 삼림 치유 기지에서 제공된다. 우에노(Ueno) 현(県)의 삼림 치유 프로그램에는 폭포 앞에서 반듯이 누워 휴식을 취하는 독특한 과정이 있다. 야마기타(Yamakita) 정과 요시노(Yoshino) 정에서는 삼림 치유 활동 가운데 하나로서 폭포 옆에서 스트레칭하는 프로그램을 운영하며, 청명한 공기와 폭포가 만들어내는 청각적 자극이 사람들을 매혹시키고 더 많은 긴장 완화 효과를 만들어낸다.

온천욕 역시 많은 삼림 치유 기지에서 활용하고 있다. 참가자들은 온천 주변의 걷기와 온천 족욕에 참여하고 있다. 쓰베쓰(Tsubetsu) 정(町)에서는 고객에게 가족탕과 노천탕을 제공한다.

나무와 직접 접촉하기 나무와 직접 접촉하면 참가자들은 나무 몸통의 온기를 느끼고 다양한 나무껍질의 촉감을 느낄 수 있다. 우리는 나무와 접촉하면 뇌와 신체의 긴장이 완화된다는 사실을 발견했다(172~173쪽 참고). 그러므로 삼림욕을 행하는 동안 나무와 직접 접촉할 때 나타나는 긴장 완화 효과가 곧 명확하게 밝혀질 것이다.

일본에서 삼림 치유의 상징적인 나무는 삼나무로, 고야(Koya) 정의 삼림 치유 기지에 있는 거대한 삼나무는 수령이 500년 이상 되었다. 이이야마(Iiyama) 시에 위치한 삼림 치유 기지의 참가자들은 너도밤나무 숲이 제공하는 신비로운 분위기를 만끽할 수 있다.

별 보기 도시에서는 대기 오염도가 급속도로 악화된 탓에 별을 볼 기회가 급격하게 줄어들고 있다. 따라서 별을 관찰하는 투어는 삼림 치유 프로그램의 각광 받는 한 부분이 되었다. 아치(Achi) 촌의 기지는 2006년, 일본에서 별을 관측하기에 최적의 장소로 선정되었다. 별 관찰 투어는 도쿄에서 서쪽으로 멀

리 떨어진 오쿠타마(Okutama) 정, 홋카이도 북부의 쓰베쓰 정에서도 진행된다. 많은 사람이 환상적인 우주를 보기 위해 여기로 모여든다.

운해 운해는 쓰베쓰 정 기지에서 볼 수 있다. 이곳은, 참가자들에게 이색적인 활동을 제공하기 위해 독특한 천혜의 자원을 사용하는 삼림 치유 기지의 좋은 예다. 참가자들은 고도가 높은 쓰베쓰 고개로 이동하여 그 아래에 바다를 연상시키는 구름을 감상할 수 있다. 발밑에 펼쳐진 운해에 일출까지 더해지면 그야말로 장관을 이룬다. 참가자들은 차를 마시며 해가 뜨는 모습을 감상한다.

눈 덮인 산 삼림 치유의 걷기 코스 가운데 대부분은 눈이 내리면 폐쇄된다. 하지만 일부 기지에서는 눈 덮인 산에서 진행되는 삼림 치유 프로그램을 개발하기 시작하였다. 공원 요법 실험에서 실외 온도가 낮아도 옷차림이 따뜻하다면 대상자가 공원을 걷는 동안, 긴장이 완화될 때 증가하는 부교감신경 활동이 활발해지는 것을 발견했다.[45] 그러므로 눈 덮인 산에서 실행하는 삼림 치유를 통해서도 같은 긴장 완화 효과를 얻을 것이라고 기대할 수 있다.

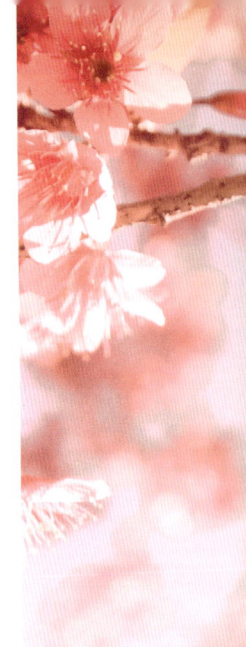

노르딕 워킹 도메(Tome) 시의 기지에서는 노년층을 위해 스키폴에 의지해서 걷는 노르딕 워킹 활동이 개발되고 있다. 일본의 고령화는 지속됨에 따라 노년층의 삶의 질을 보장하는 것이 절박한 사회문제가 되었다. 이러한 활동을 통해 노인들은 긴장을 완화하는 동시에 건강까지 증진할 수 있을 것이다.

벚꽃 감상 봄이 오는 것을 알리는 벚꽃은 일본에서 아주 중요한 의미를 지닌다. 벚꽃 구경은 일본인들에게 매우 중요한 행사로 일본 전역에서 치러진다. 벚꽃은 일본 문화에서 중요한 역할을 하며 유명 시와 기타 예술 작품에 등장한다.

우스즈미(Usuzumi) 벚나무로 알려진 모토스(Motosu) 시의 벚나무는 수령이 1,500년 된 것으로 여겨진다. 키가 16.3미터에 달하고 몸통의 직경이 9.9미터에 이르는 이 나무는 일본에서 가장 큰 벚나무 세 그루 가운데 하나다. 삼림 치유 프로그램의 일환으로 많은 사람들이 이 나무에 꽃이 피는 모습을 보기 위해 방문한다.

꽃과 숲 숲의 고요함과 지표면에 깔린 형형색색 꽃의 어우러짐을 보는 것은 많은 삼림 치유 프로그램에서 중요한 구성요소이다. 아카기 자연공원(Akagi Nature Park)과 고야 정(町)은 계절마다 아름다운 꽃이 피는 것으로 유명하며, 그 덕에 이곳의 기지에서 진행되는 삼림 치유 프로그램은 참가자들에게 더욱 즐겁고 잊지 못할 경험을 선사한다.

계단식 논 계단식 논은 일본 전원 지역을 떠올리게 만들며, 이미 충분히 아름다운 산의 풍경을 더욱 아름답게 만든다. 이런 매력 때문에 삼림 치유 프로그램에 덧붙이기 좋은 요소이다. 우키하(Ukiha) 시의 기지에서는 삼림 치유 활동에 논을 포함시켜 활용하고 있다.

찻잎 따기 녹차는 일본인의 일상에서 빠뜨릴 수 없는 부분이며 다도는 일본 문화에서 매우 큰 의미를 가진다. 야마기타 정(町)의 녹차 재배지에서는 삼림 치유 프로그램의 일환으로 찻잎 따기 과정이 독특하게 개발되었다. 참가자들은 찻잎을 따는 동안 오감을 모두 자극하는 경험을 할 수 있다.

음악 콘서트 아름다운 숲을 배경으로 뮤지션의 라이브 연주를 직접 볼 때면 청각은 물론 시각까지 자극을 받으므로 삼림 치유의 치유 효과를 높일 수 있다. 헤븐스 소노하라(Heavens Sonohara), 쓰베쓰 정, 기리시마(Kirishima) 시의 삼림 치유 센터에서는 프로그램의 일부로서 콘서트를 개최한다.

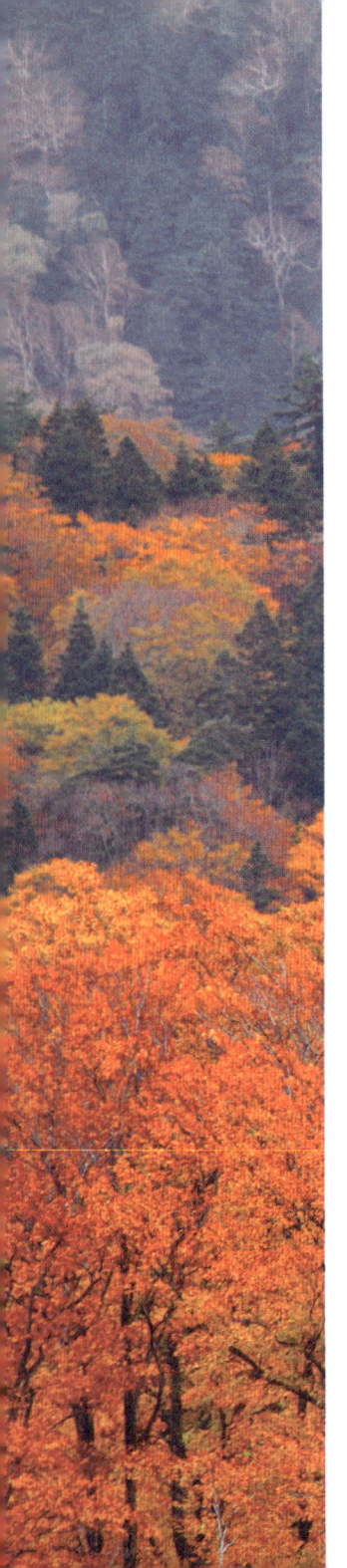

가을 단풍 아름다운 가을 단풍은 벚꽃 감상과 함께 특정 계절에만 즐길 수 있다. 그러므로 삼림 요법에 포함될 경우 참가자들은 자연을 통해 계절을 경험할 수 있다. 아카기 자연 공원과 진세키고겐(Jinsekikogen) 정(町)에서는 대대적인 가을 단풍 축제가 열리는데, 일본 전역에서 방문객들이 찾는다.

아로마 워크숍 후각적 자극(아로마)은 감정을 관장하는 대뇌변연계에 강력한 영향을 미친다. 그 때문에 아로마 워크숍은 삼림 치유 프로그램에서 효과적인 역할을 한다. 이 워크숍은 특히 여성들 사이에서 인기가 높으며, 여기에는 배향, 에센셜 오일 추출 등의 과정이 포함된다. 헤븐스 소노하라와 쓰베쓰 정의 센터에서 제공하는 코스는 매우 인기가 높다.

승마와 반려견 테라피 진세키코겐 정과 우에노 촌의 기지에서는 개와 말 등의 동물과의 접촉으로 효과를 증가시키기 위해 독특한 시도가 포함된 삼림 치유를 개발하고 있다. 연구 결과 동물과의 접촉이 긴장 완화 효과를 가져 올 수 있다는 사실이 드러났으므로 요법으로서의 충분한 가치를 지닌다.

어린이를 위한 프로그램 츠 시와 쓰베쓰 정 등의 일부 삼림 치유 센터에서는 어린이를 위해 특별히 고안된 프로그램을 제공한다. 여기에는 물총 놀이, 낚시, 나무 타기 등이 포함된다.

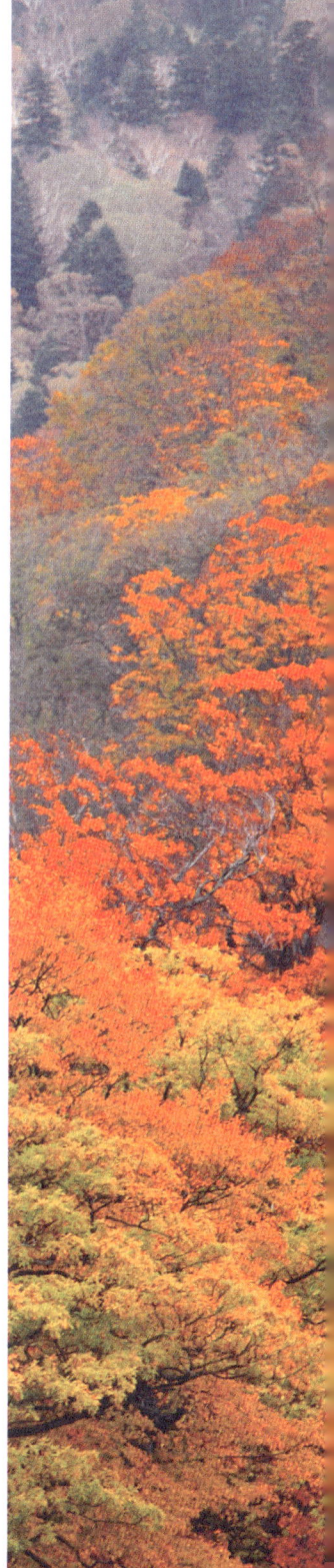

나에게 잘 맞는 자연 치유는?

삼림 치유의 종류는 매우 다양하다. 숙박을 겸한 프로그램은 반나절, 또는 하루 코스 등이 있으며, 걷기와 공원 요법, 아로마 요법, 삼림 풍경, 숲 소리 등 각양각색의 소재에 대해서도 이미 설명하였다. 이제는 자신에게 가장 흥미로운 자연 치유가 무엇인지 선택해야 한다. 연구 결과 자신이 즐기는 활동과 이로 인한 신체적 긴장 완화 효과 사이에 연관성이 있다는 결과가 드러났기 때문이다. 즉 어떤 활동을 더 많이 즐길수록 그로 인한 효과가 커진다.

우리는 실험 대상자에게 숲에서 녹음한 소리를 스피커를 통해 들려주며 뇌 활동과 혈압을 측정했다. 참가자들은 소리를 듣고 편안한 인상을 받았다는 것부터 딱히 느낀 것이 없다는 것까지, 다양한 반응이 있었다. 느낌이 없는 참가자들에게서는 신체적 긴장 완화 효과를 발견하지 못했다. 하지만 숲이 만들어내는 소리를 듣고 편안함을 느낀 참가자들에게서는 전두엽 활동이 진정되고 혈압이 낮아지며 신체적 긴장이 완화되는 효과가 관찰되었다.

우리는 시각적 자극을 주었을 때도 같은 현상이 일어난다는 사실을 발견했다. 즉 실험 대상자에게 소리를 들려주는 대신 무언가를 보여줬을 때도 이와 같은 결과를 얻은 것이다. 심지어 방금 분쇄한 커피콩의 향기를 맡을 때도 긴장이 완화되는 효과가 있었다. 실험 대상자가 어떤 경험을 즐겼다면 그 경험은 안정 효과가 있는 반면 특별한 감정을 느끼지 않았다면 아무런 효과도 없었다. 자연 자극을 매개로 한 우리의 실험 가운데 다수에서 편안함 및 즐거움, 그리고 신체적 긴장 완화 효과 사이에 연관성이 있다는 사실을 알았

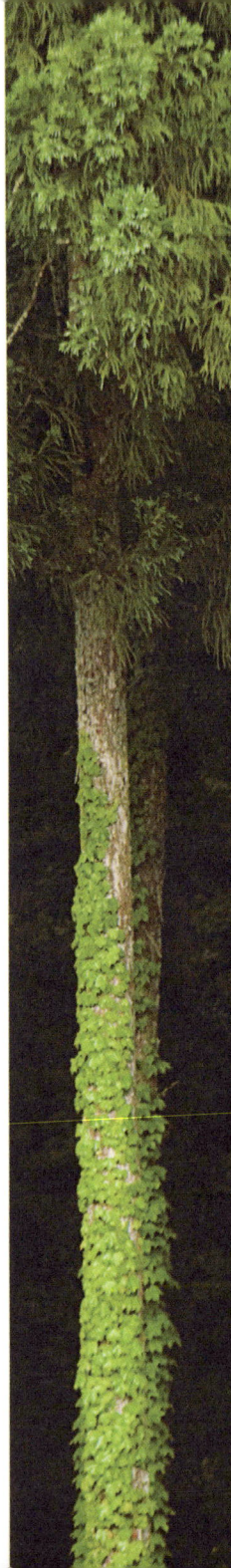

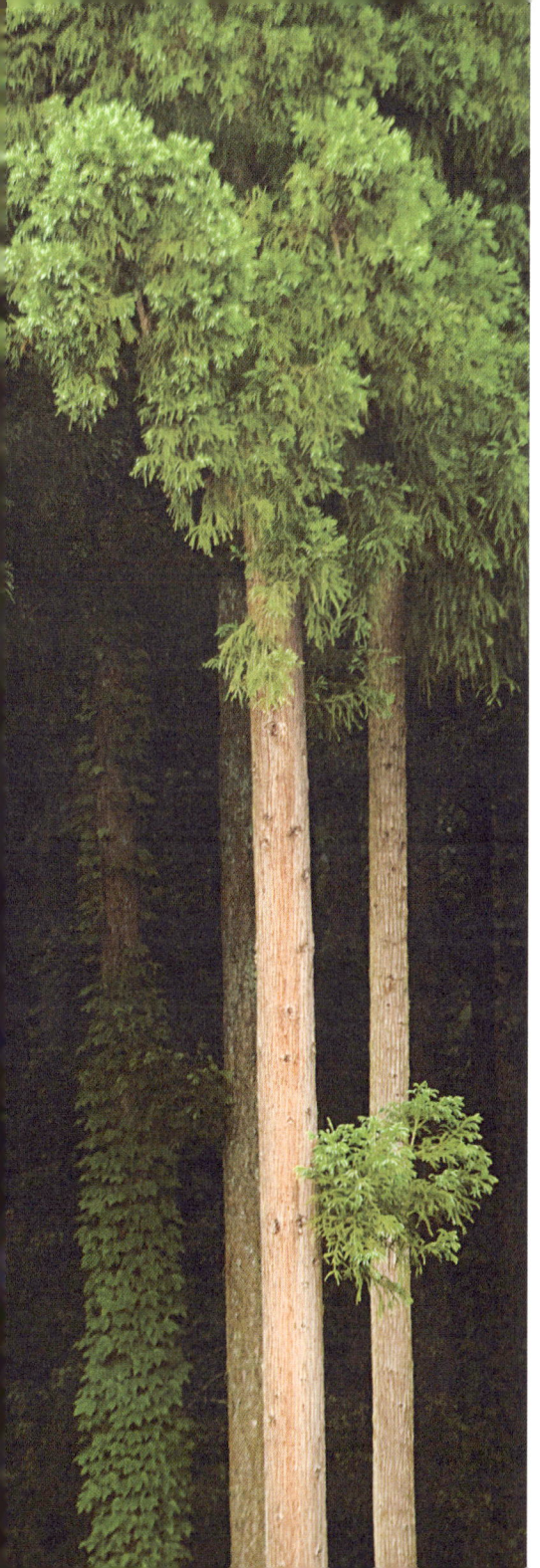

다. 누군가 자연 치유에 참여하여 편안함과 긴장이 완화됨을 느낀다면 그 사람의 신체 또한 긴장이 완화된다.

어떤 요법을 시도할지 고를 때에는 인터넷으로 먼저 조사한 다음 자신에게 적합하다고 느껴지는 것을 직관적으로 찾으라고 권하고 싶다. 예를 들어 향에 관심 많은 사람은 에센셜 오일을 사용한 요법이 효과적일 것이다. 우리의 실험에서 소나무, 편백의 목재와 잎의 향이 뇌 활동을 진정시키고 긴장이 완화되는 동안 부교감신경계 활동이 활발하다는 사실을 알았다.

단순히 숲에 파묻히는 요법에 끌리는 사람도 있겠지만 원예나 분재를 통해 즐거움을 얻는 사람들은 이러한 활동을 기본으로 시도해보길 권한다. 당신의 마음에 드는 요법이 당신에게 효과가 있을 가능성이 높다.

그러므로 자신의 마음에 드는 요법을 통해 충만하고 행복한 삶을 누리길 바란다.

일본의 삼림 치유 기지

지금까지 살펴보았듯이 일본은 울창한 숲이 국토의 많은 부분을 차지하고 있다. 또한 기후대와 숲도 다양하다. 현재 일본에서는 홋카이도에서 오키나와까지 63곳의 삼림 치유 기지가 운영되고 있으며, 그 가운데 네 곳은 삼림 치유에 대한 연구가 실행되어 신체의 긴장 완화 효과가 증명된 곳이다.

아카사와 자연휴양림

나가노(Nagano) 현(県)의 아게마쓰(Agematsu) 정(町)에 위치한 아카사와 자연휴양림(Akasawa Natural Recreational Forest)은 삼림욕의 발생지로, 편백 천연림 안에 자리 잡고 있다. 이곳에서는 2005년부터 공인된 삼림 치유 수업이 진행되어 왔고, 일본 최고의 삼림 치유 기지 가운데 한 곳이다.

이곳에서는 이틀 코스의 건강검진 및 삼림 치유 프로그램을 제공하며, 그 시작은 신체검사다. 이는 의사와 함께 정해진 코스를 걸으며 철저하게 건강을 점검하는 과정이다. 이 기지의 가장 인기 있는 코스는 산책로를 따라 이어지는 삼림 철도다. 여름이면 숲을 관통해서 흐르는 강에서 수중 활동도 진행된다.

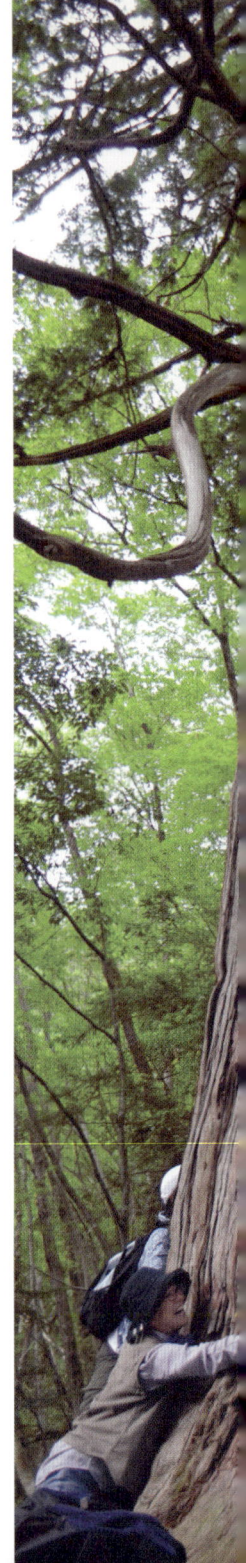

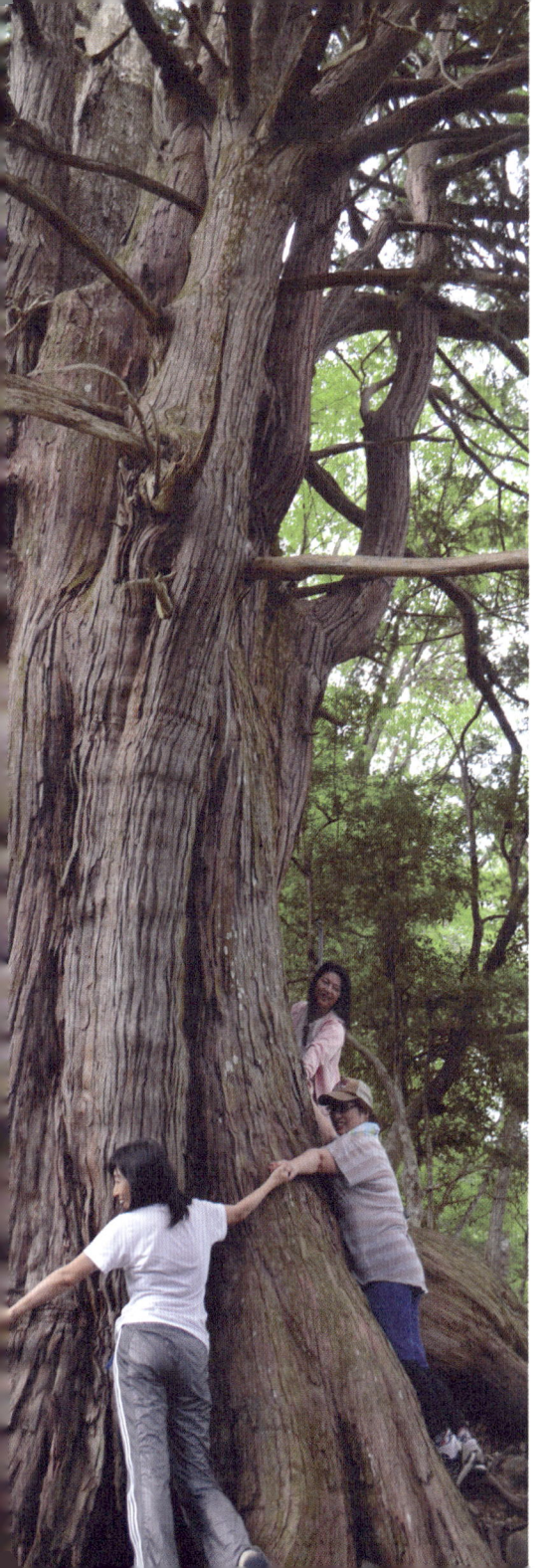

오쿠타마 정

도쿄 서쪽 끝에 위치한 오쿠타마(Oku-tama) 정은 풍부한 자연 환경을 자랑하는 곳이다. 이곳은 일본에서도 거목이 가장 많은 곳으로 유명하며 2008년부터 삼림 치유 기지로 알려졌다. 이곳에서 개발된 활동들은 일본 전역의 삼림 치유 기지들에서 사용되고 있다.

전형적인 삼림 치유 외에도 이곳에서는 별 보기, 명상, 요가, 소바 면 만들기, 도예 작업과 같이 다양한 활동을 제공한다. 다음은 이곳의 삼림 치유 프로그램의 한 가지 사례이다.

제1일
10:30 삼림 치유(산책 및 거대한 나무와 접촉)과 간단한 식사
12:30 소바 면 만들기
13:45 도자기 만들기
19:30 별 보기

제2일
09:50 삼림 치유(명상)
10:50 삼림 치유(요가)
12:30 삼림 치유와 간단한 식사

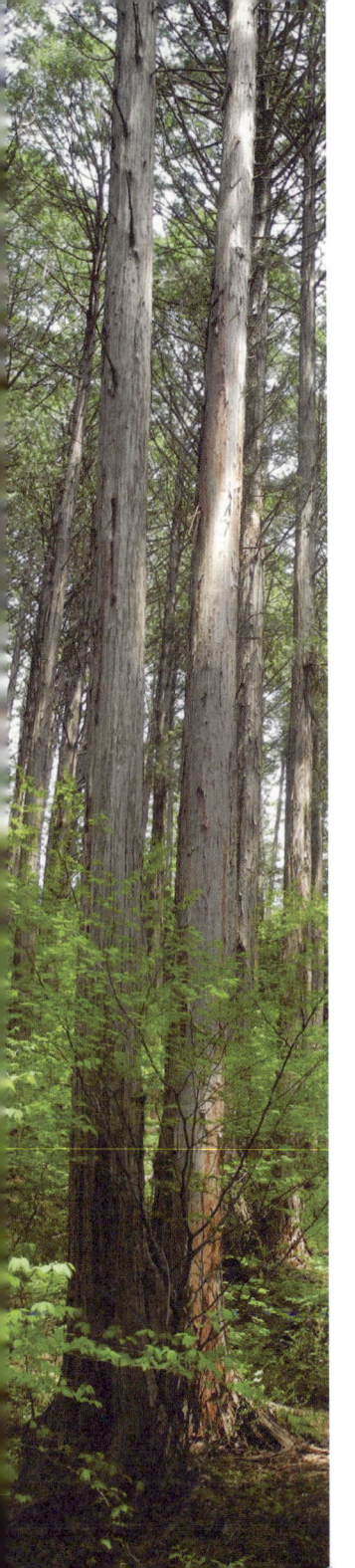

지즈 정

돗토리(Tottori) 현(県)의 지즈(Chizu) 정(町)은 전체 면적의 90% 이상이 삼림으로 구성되어 있는 만큼 산촌 마을로 잘 알려져 있다. 이곳은 과학과 삼림 치유를 혼합하여 삼림 치유를 촉진하고 지역을 다시 부흥시키기 위해 2010년, 삼림 치유 기지가 되었다. 나는 이곳에서 일부 연구를 직접 진행한 적이 있다.

이곳의 기지에는 잘 구성된 하루 코스 프로그램도 있지만 긴장 완화와 웰빙에 초점을 맞춘 삼림 치유가 포함된 통합 트레이닝 프로그램을 1박 2일, 2박 3일 코스로 제공한다.

논노 노 모리 자연 센터

홋카이도의 쓰베쓰 정에 위치한 논노 노 모리 자연 센터(Nonno No Mori Nature Centre)는 계절의 변화에 초점을 맞춘 다양한 프로그램을 제공한다. 이를 위해 홋카이도의 풍부한 천연 환경을 십분 활용한다. 삼림 치유 대부분은 오감 자극을 위해 설계된 것이며, 여기에는 겨울철에는 스노 슈즈(snow shoes) 산책과 눈밭의 해먹에 눕기도 포함된다. 그 밖에 야간 별 보기, 반딧불 관찰하기, 어린이를 위한 나무 타기, 쓰베쓰 고개에 올라 산 아래 펼쳐진 구름을 보는 운해 투어 등을 제공한다. 또한 증류를 이용한 숲 향기 추출, 음악인들의 숲 콘서트를 포함시킬 계획도 있다. 여름철 논노 노 모리 자연 센터에서 진행되는 프로그램은 다음과 같다.

제1일
16:00 삼림 치유
20:30 반딧불이 관찰 또는 별 보기 투어

제2일
06:00 쓰베쓰 고개 운해 투어
10:30 삼림 아로마 테라피
13:30 숲 콘서트

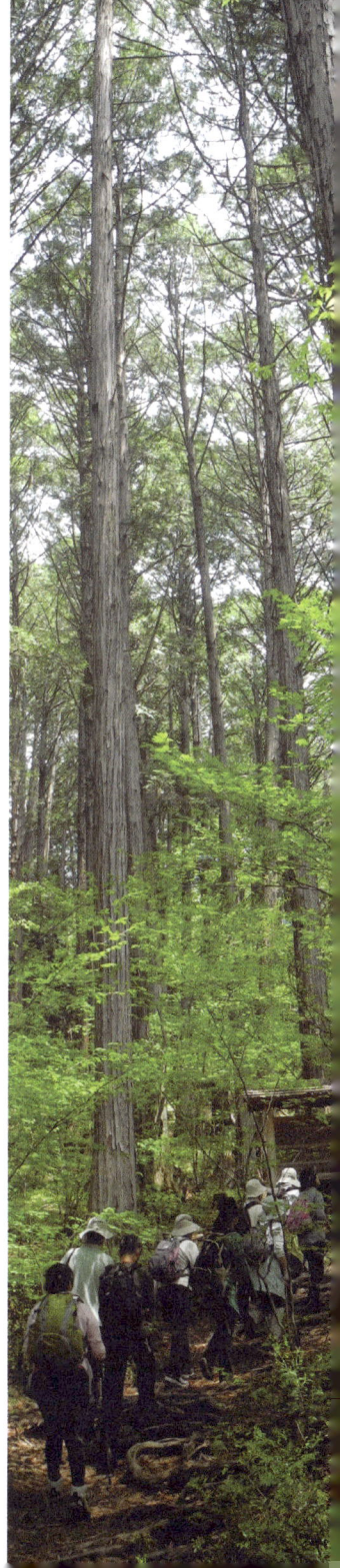

마음 챙김으로 걷기

삼림욕은 2~3시간 동안 적절한 속도로 숲속을 걷는 일이다.

휴대전화의 전원을 끄고 속박되었던 환경을 완전히 차단하여 숲속에 온전히 머무르자. 일본어 '시캉 쇼요(shikan shouyou)'라는 말은 천천히 거니는 것을 의미한다. 현대인은 이러한 기회를 가지기 어렵지만 매우 이로운 행동이다.

발이 땅과 접촉하는 것에 마음을 집중하자.
한 걸음 내딛을 때마다 온몸의 근육들이 어떻게 작용하는지 느껴보자.
한쪽 발을 들어 올릴 때 어떤 근육이 움직이는가?
발의 어떤 부분이 가장 먼저 땅에 닿는가?
팔과 다리는 어떻게 동시에 움직이는가?

걷는 동안 무엇이 느껴지는가? 아프거나 불편한 부분이 있는가?
그 부위로 호흡함으로써 통증이 줄어드는 것을 상상해보자.

감정은 어떠한가? 행복한가 혹은 불안한가?
당신 생각에 대해 관찰자가 되어보자. 그 감정들을 받아들이고,
감정들이 걸음걸이에 흘러가도록 하자.

당신을 둘러싸고 있는 것들을 가능한 한 많이 알아차릴 수 있도록
조용히 걸어보자.[78]

걷는 동안 발에서 느낀 감각이 전신을 거쳐 뇌로 전달되는 것을 느껴보자. 피부, 발목, 종아리, 무릎, 허벅지, 엉덩이, 골반, 등, 가슴, 어깨, 팔, 목, 머리가 어떻게 반응하는지 세심하게 살펴보자.

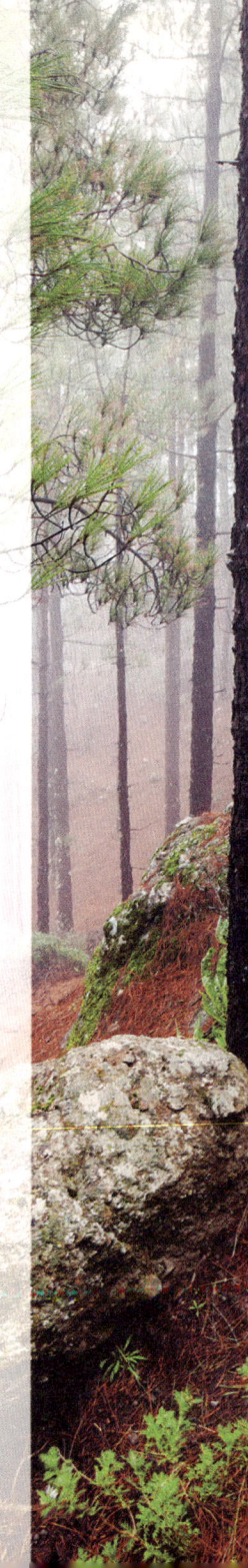

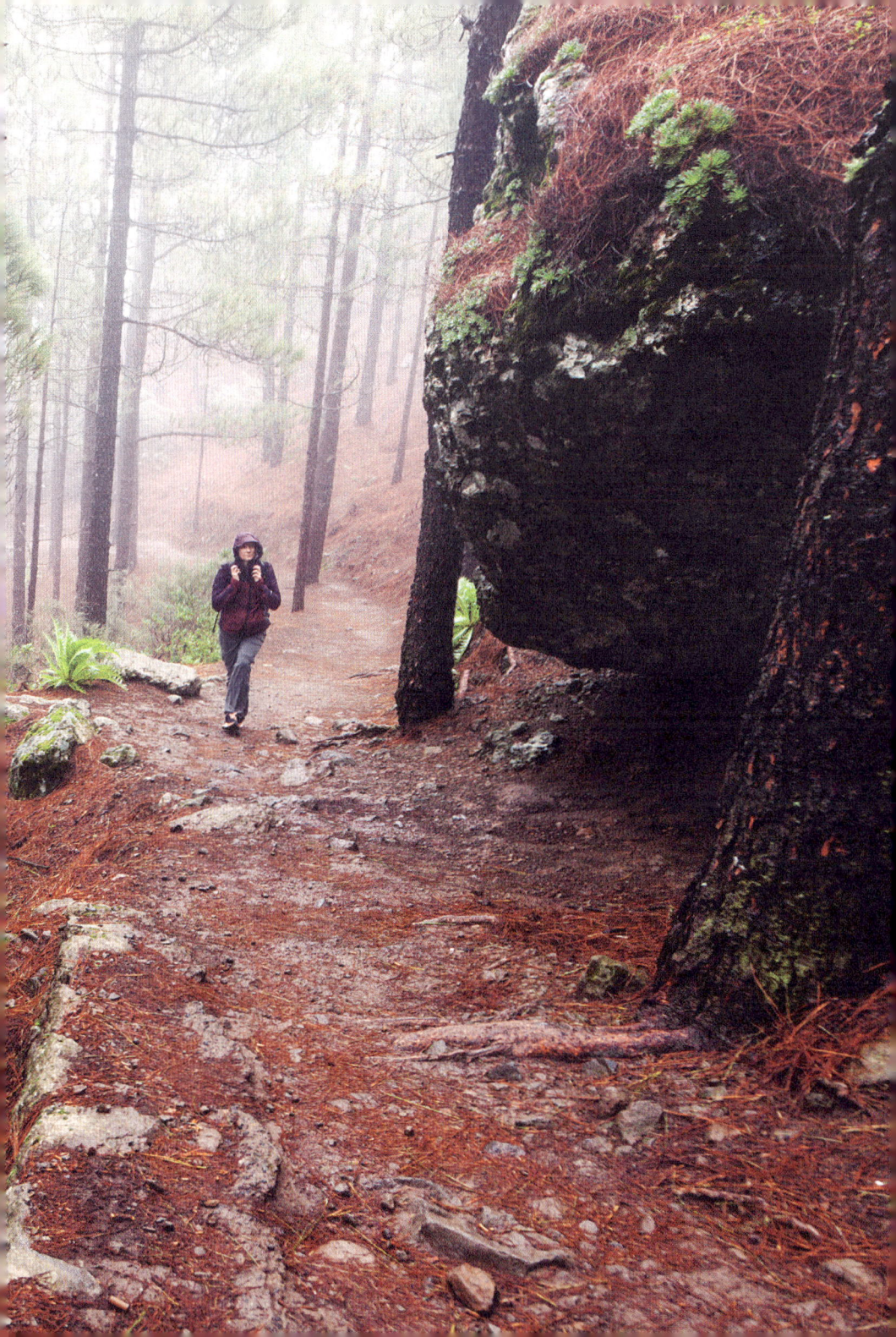

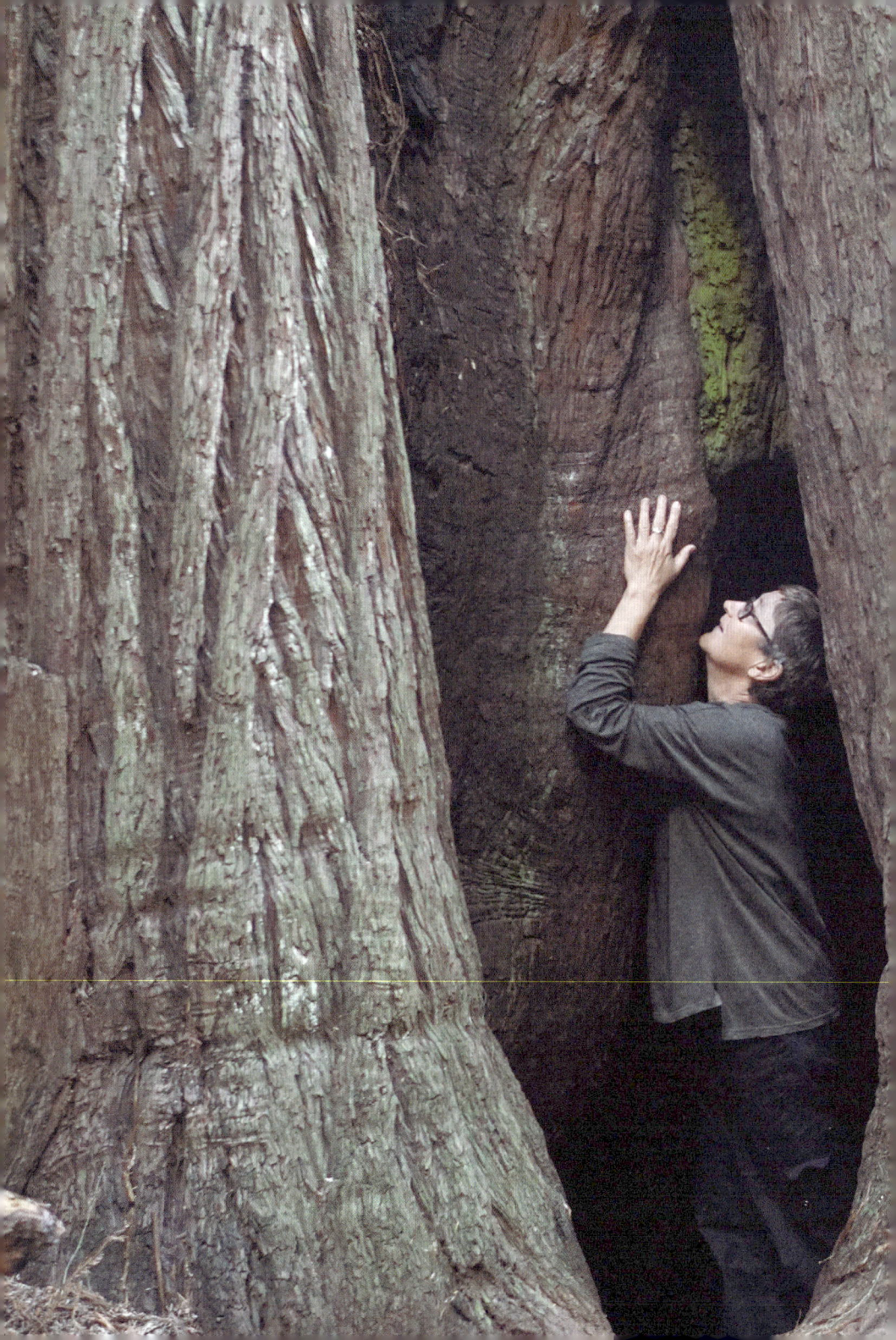

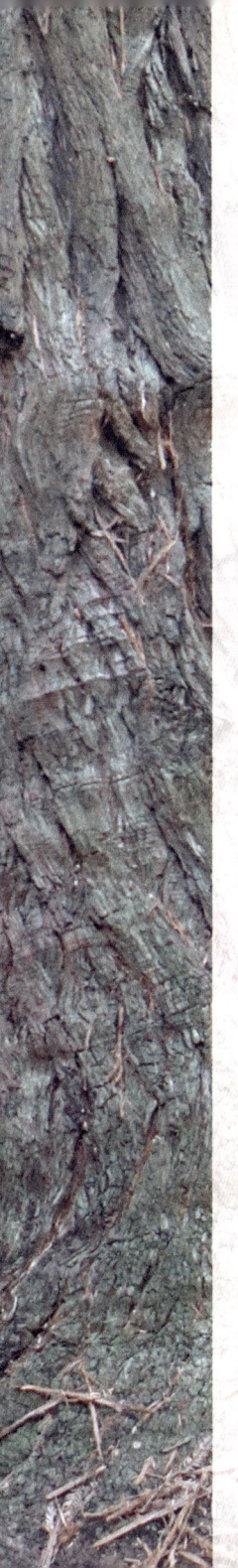

오감 사용하기

휴대전화의 전원을 끄고 오감을 열어 몸과 마음이 자연에 동화되도록 해보자.

나무의 색과 모양, 움직임을 보고 나뭇잎과 나무껍질을 자세히 관찰하자.
나뭇가지 사이로 하늘을 바라보자.

숲이 내뿜는 모든 향기를 들이마시자.
봄이 깨어나는 소리를 듣고 흙으로 돌아가는 가을 낙엽의 질감을 느껴보자.
늦여름 익어가는 열매들의 달콤함과 한겨울 상쾌한 향을 음미해보자.

새의 지저귐, 나무 사이로 부는 산들바람.
발밑에서 바스락거리는 나뭇잎 소리를
귀를 활짝 열어 들어보자.

나무의 여러 질감을 손바닥으로 느껴보자.
차가운 시냇물에 손을 담가보자.
나무를 품 안 가득히 안고 교감해보자.

야외에서 먹는 음식은 더 맛있게 느껴진다.
바쁜 일상을 떠나 자연을 만끽하는 기회를 만들어보자.

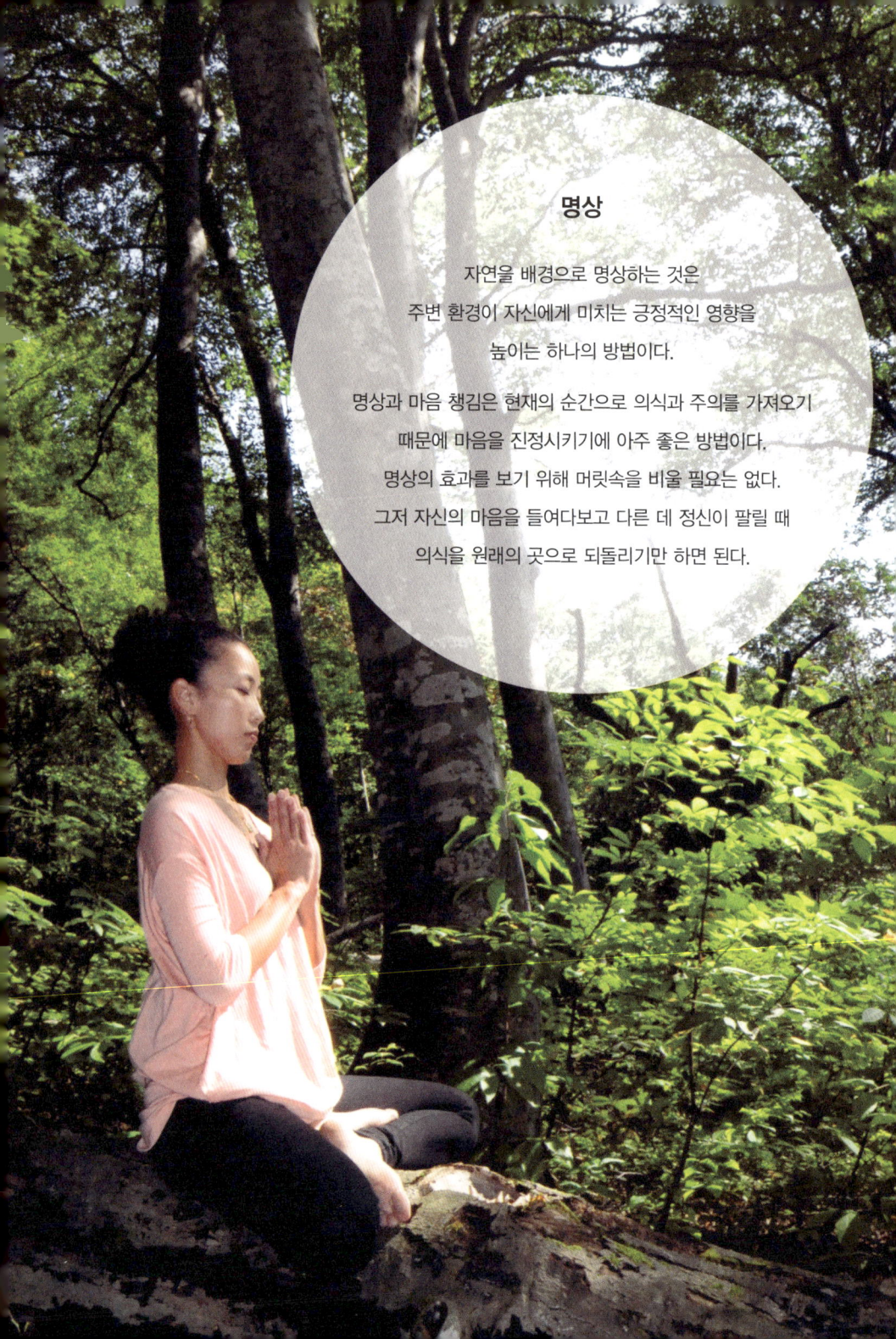

명상

자연을 배경으로 명상하는 것은
주변 환경이 자신에게 미치는 긍정적인 영향을
높이는 하나의 방법이다.

명상과 마음 챙김은 현재의 순간으로 의식과 주의를 가져오기
때문에 마음을 진정시키기에 아주 좋은 방법이다.
명상의 효과를 보기 위해 머릿속을 비울 필요는 없다.
그저 자신의 마음을 들여다보고 다른 데 정신이 팔릴 때
의식을 원래의 곳으로 되돌리기만 하면 된다.

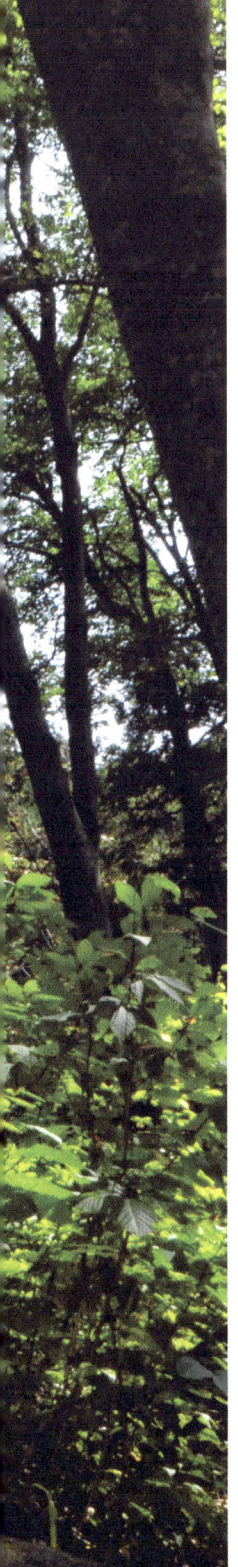

간단한 명상법

1. 편안하게 앉을 수 있는 장소를 선택한다.

2. 눈을 감거나 시선을 아래로 향한 채 앞쪽으로 약 1미터 정도 떨어진 바닥의 한 점을 부드럽게 응시한다.

3. 몇 분 동안 호흡에만 집중한다. 이때 코로 자연스럽게 숨을 들이마시고 내쉰다. 오로지 들이마시고 내쉬며 호흡에만 신경 쓴다.

4. 의식을 발바닥으로 가져와 발의 긴장이 완전히 이완된다고 생각하라. 긴장이 이완된 의식을 발에서 발목으로, 다시 종아리로 조금씩 옮긴다. 긴장이 완화되는 느낌을 모든 근육과 긴장된 부분에 불어넣으며 꼼꼼하게 몸의 각 부분을 살펴보라.

5. 의식이 정수리에 도달하면 다시 호흡에 완전히 집중하여 숨을 들이마시고 내쉰다. 자연을 들이마신다고 상상하라. 그리고 숨을 내쉴 때 남아 있는 긴장과 나쁜 기운을 모두 내보내라.

6. 원하는 만큼 호흡을 통한 명상을 지속하라. 마칠 준비가 되면 다섯을 세며 의식을 주변 환경으로 되돌려라. 눈을 감은 상태로 명상했다면 눈을 뜬다.

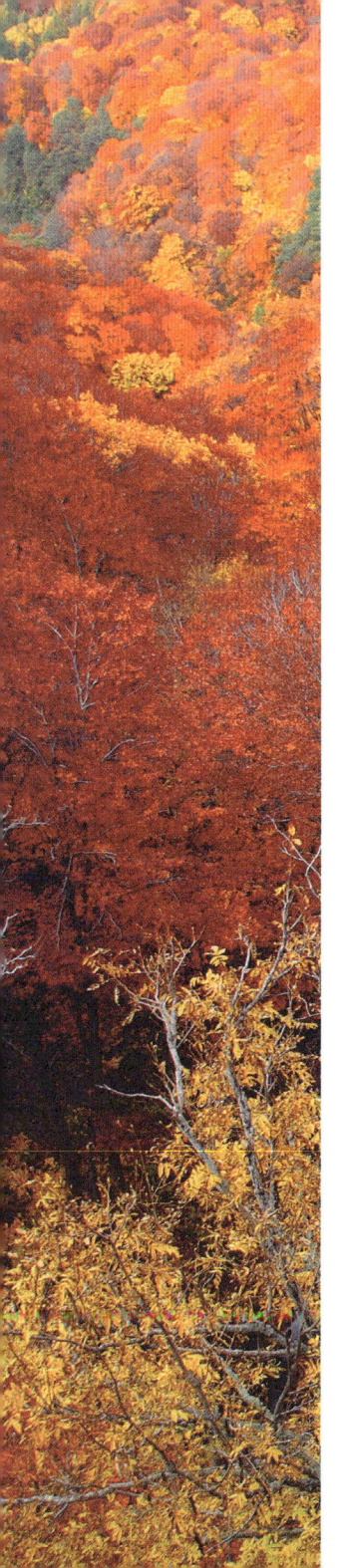

스트레칭

인간의 몸은 자연 활동에 적합하게 설계되었다. 하지만 현대인의 생활은 그에 비해 활동량이 적다. 스트레칭은 온화한 방식으로 몸을 움직이게 만드는 훌륭한 방법이다. 자연에 둘러싸이는 것은 심신 활동이며 스트레칭을 함으로써 머릿속의 생각에 집중하는 대신 의도적으로 인식을 자신의 신체로 되돌릴 수 있다. 그리고 신체를 자연스러운 상태로 되돌릴 수 있다

가슴 열기

깍지를 낀 채 양손을 머리 뒤로 가져간다. 숨을 들이마시며 가슴이 부풀어 오르는 것을 느껴라. 이때 양쪽 팔꿈치를 뒤쪽으로 가져가고 머리로 손을 누른다. 숨을 내쉬며 긴장을 푼다. 천천히, 깊게 호흡하며 부드럽고 통제된 움직임으로 이 동작을 원하는 만큼 반복한다.

선 자세에서 엉덩이 스트레칭

오른쪽 허벅지 위에 왼쪽 발목을 얹고 가능하다면 오른쪽 다리를 구부려 엉덩이 뒤쪽과 아래쪽의 스트레칭 효과를 높인다. 양팔을 앞으로 뻗거나 근처의 나무에 의지해서 균형을 잡는다. 시선을 전면 한 곳에 고정한 채 부드럽고 깊게 호흡한다. 이 자세를 30~60초 동안 유지한 다음 방향을 바꿔 실시한다.

쿼드 스트레칭

오른손으로 오른쪽 발이나 발목을 잡고 뒤꿈치를 엉덩이 쪽으로 부드럽게 잡아당긴다. 발을 오른쪽 엉덩이에 대고 눌러 스트레칭 효과를 높인다. 이때 양쪽 무릎은 붙인 상태를 유지한다. 이 자세를 30~60초 동안 유지한 다음 방향을 바꿔 실시한다.

햄스트링 스트레칭

발에 힘을 뺀 상태에서 오른쪽 다리를 앞으로 쭉 뻗는다. 왼쪽 다리로 균형을 잡는다. 허리를 곧게 펴고 가슴을 위로 들어올린 상태를 유지하며 천천히 몸을 앞으로 기울인다. 골반을 고정시키면 스트레칭 효과를 높일 수 있다. 숨을 깊게 들이마시고 내쉬며 이 자세를 30~60초 동안 유지한 다음 다리를 내린다. 방향을 바꿔 실시한다.

사이드 벤드

골반 너비로 양발을 벌린 채 서서 양 손바닥을 모두 머리 위에 얹는다. 숨을 들이마시며 양 손을 위로 뻗어 척추를 길게 잡아당긴다. 숨을 내쉬며 오른쪽으로 몸을 기울인다. 이때 가슴을 열린 상태로 유지하고 골반을 약간 왼쪽으로 이동시킨다. 다시 숨을 들이마시며 몸에 들어간 힘을 뺐다가 다시 숨을 내쉬며 더욱 깊게 스트레칭을 한다. 호흡에 맞춰 천천히 움직이며 이 동작을 4~5회 반복한다. 방향을 바꿔 실시한다.

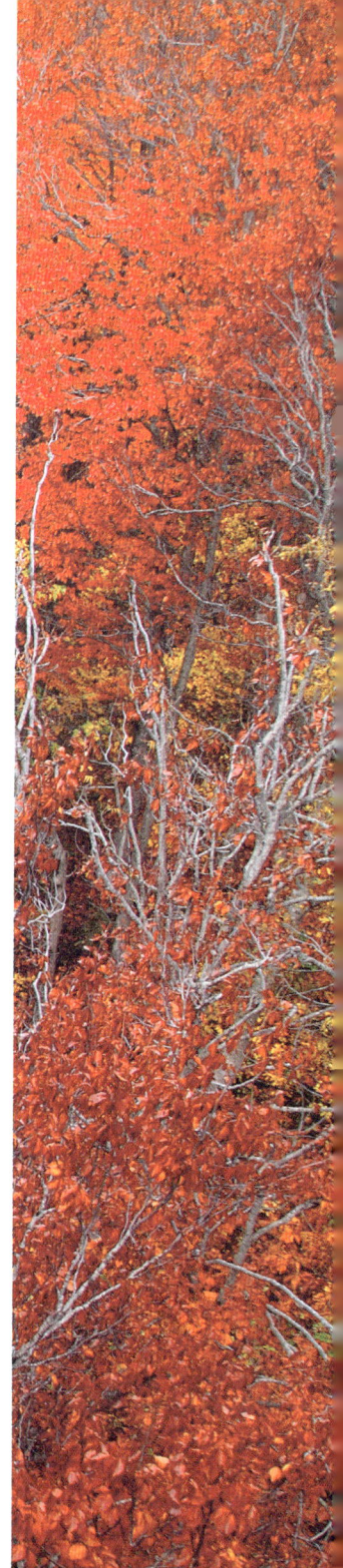

별 보기

야간에 숲속을 안전하게 걸을 수 있다면 당신의 감각은 차원이 전혀 다른 경험을 하게 될 것이다. 그리고 그 가운데 가장 경이로운 것은 별 보기다.

차고 이지러지는 달의 모습을 통해 우리에게 자연의 리듬을 일깨워주듯이, 별들은 아름다움과 신비함을 선사한다.

캘리포니아 대학 어바인(Irvine) 캠퍼스의 연구에 따르면 경이로움을 느낄 때 인간의 정신은 개인적인 문제에서 벗어나, 타인과의 협동과 소통을 촉진한다.

밤 기온이 차다면 포근한 담요와 함께 편안하고 긴장이 완화되는 느낌을 유지하면서, 매트나 해먹에 누워 별똥별을 찾아보자.

호흡하기

다음의 간단한 호흡법을 통해 별을 바라보며 숲의 정기를 흡수하자.

동일 호흡   넷까지 세는 동안 코로 숨을 들이마신 다음 다시 넷까지 세며 숨을 내쉰다. 이런 방식으로 5분 동안 호흡한다. 숫자를 늘릴 수 있다면 더욱 좋다.

복식호흡   한 손은 배에, 다른 한 손은 가슴에 댄 상태에서 폐가 부풀어 오르는 느낌이 들 때까지 코를 통해 배에 숨을 불어넣는다. 그런 다음 코를 통해 숨을 부드럽게 내뱉는다. 이러한 방법으로 최대 10번 호흡한다.

> "태양의 빛이 나무로 흘러들어가듯
> 자연의 평화로움이 당신 안으로 흘러들어가게 하라."
> – JOHN MUIR

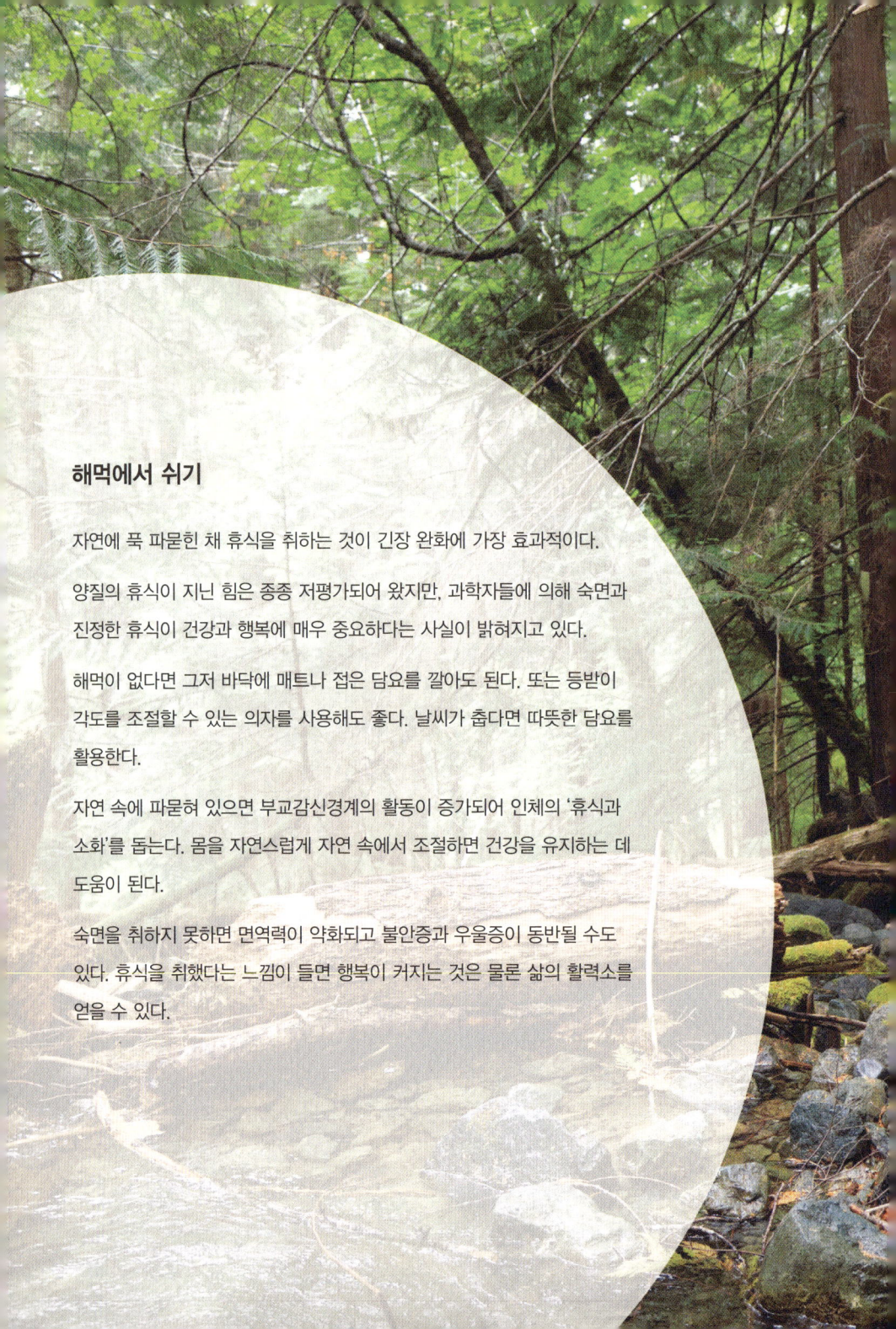

해먹에서 쉬기

자연에 푹 파묻힌 채 휴식을 취하는 것이 긴장 완화에 가장 효과적이다.

양질의 휴식이 지닌 힘은 종종 저평가되어 왔지만, 과학자들에 의해 숙면과 진정한 휴식이 건강과 행복에 매우 중요하다는 사실이 밝혀지고 있다.

해먹이 없다면 그저 바닥에 매트나 접은 담요를 깔아도 된다. 또는 등받이 각도를 조절할 수 있는 의자를 사용해도 좋다. 날씨가 춥다면 따뜻한 담요를 활용한다.

자연 속에 파묻혀 있으면 부교감신경계의 활동이 증가되어 인체의 '휴식과 소화'를 돕는다. 몸을 자연스럽게 자연 속에서 조절하면 건강을 유지하는 데 도움이 된다.

숙면을 취하지 못하면 면역력이 약화되고 불안증과 우울증이 동반될 수도 있다. 휴식을 취했다는 느낌이 들면 행복이 커지는 것은 물론 삶의 활력소를 얻을 수 있다.

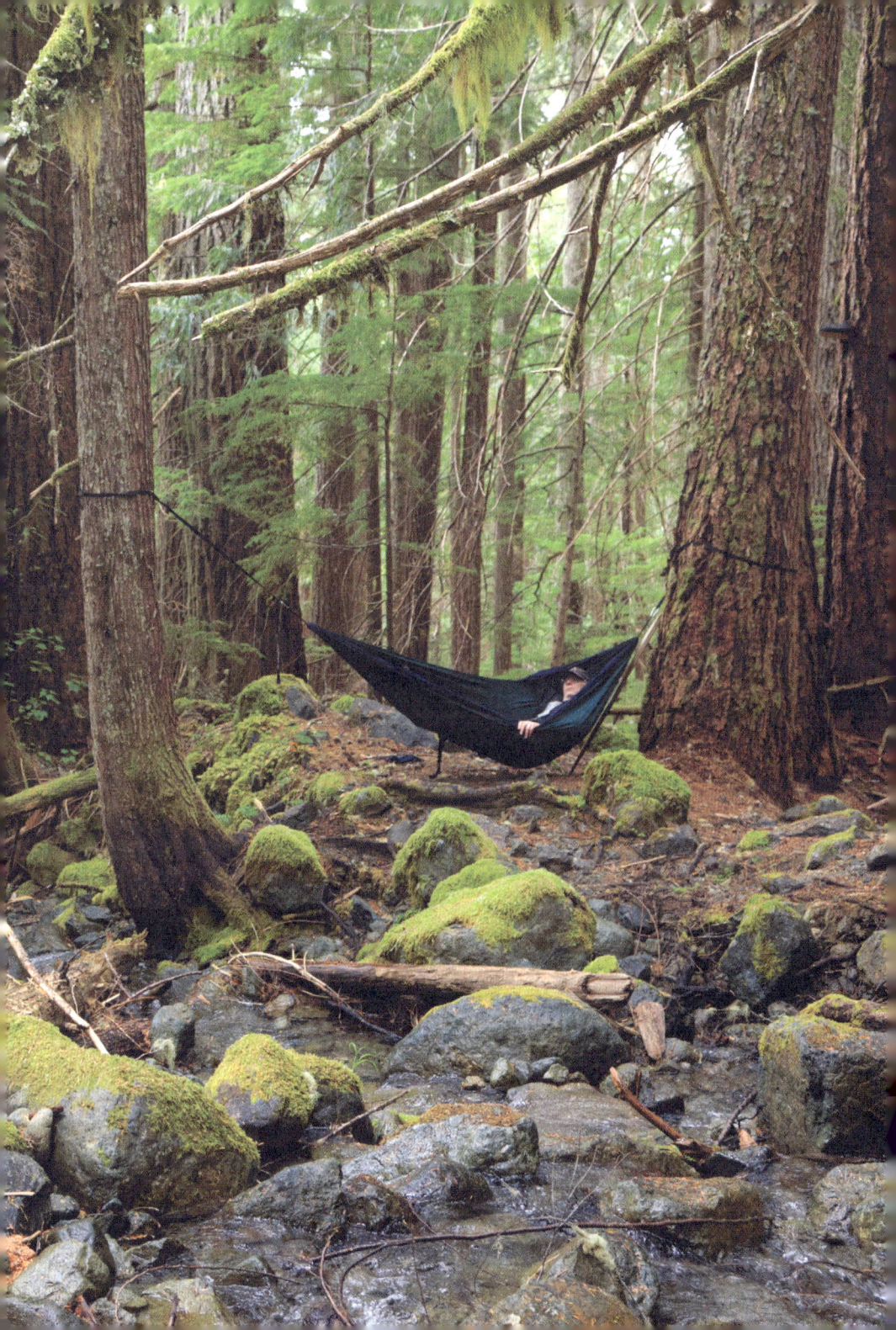

학습

자연은 배우고 놀기에 훌륭한 장소다. 캠프를 짓기 위해 나무를 타는 혁신적인 활동을 통해, 신체적 민첩성과 탄성을 기를 수 있고, 나무, 새, 나비의 이름을 배울 수 있다. 숲은 아이들에게 아주 다양한 방식으로 성장 기회를 제공한다.

> "자연을 자세히 들여다보라. 그렇게 하면
> 모든 것을 더 잘 이해하게 될 것이다."
>
> — ALBERT EINSTEIN

정기적으로 자연 속에서 시간을 보낸 아동은 평균적으로 자신감과 문제 해결 기술, 운동 능력, 학습 능력이 향상된다.

발달 초기에 자연을 즐기는 법을 배운 아동은 삶을 긍정적인 것으로 여기고, 그 결과 성인이 되어서도 자연을 통해 긴장을 완화하고 소속감을 느낄 수 있다.

도시 문명에서만 자란 아이들은 우울증과 스트레스 지수가 비도시 지역의 아이들보다 높게 나타난다. 학업에 대한 압박감과 스마트폰 같은 테크놀로지의 사용이 확산됨에 따라 어린아이들조차 극심한 피로감을 느낀다. 자연에서 시간을 보내는 일은 성인뿐만 아니라 아이들에게도 매우 중요한 일이다.

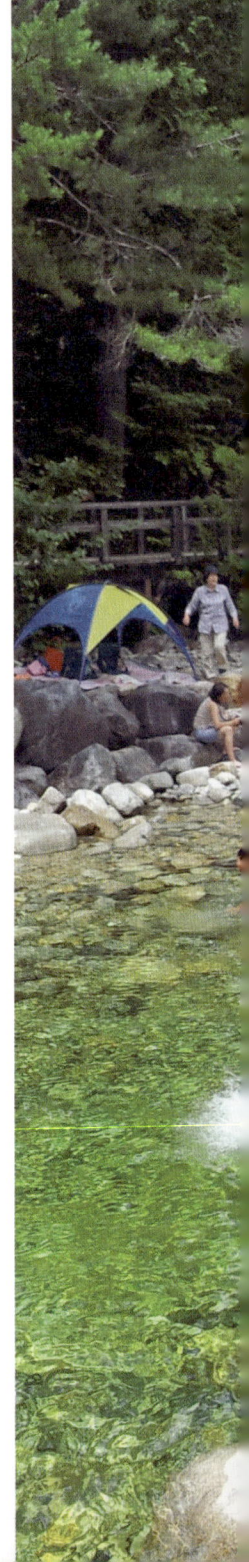

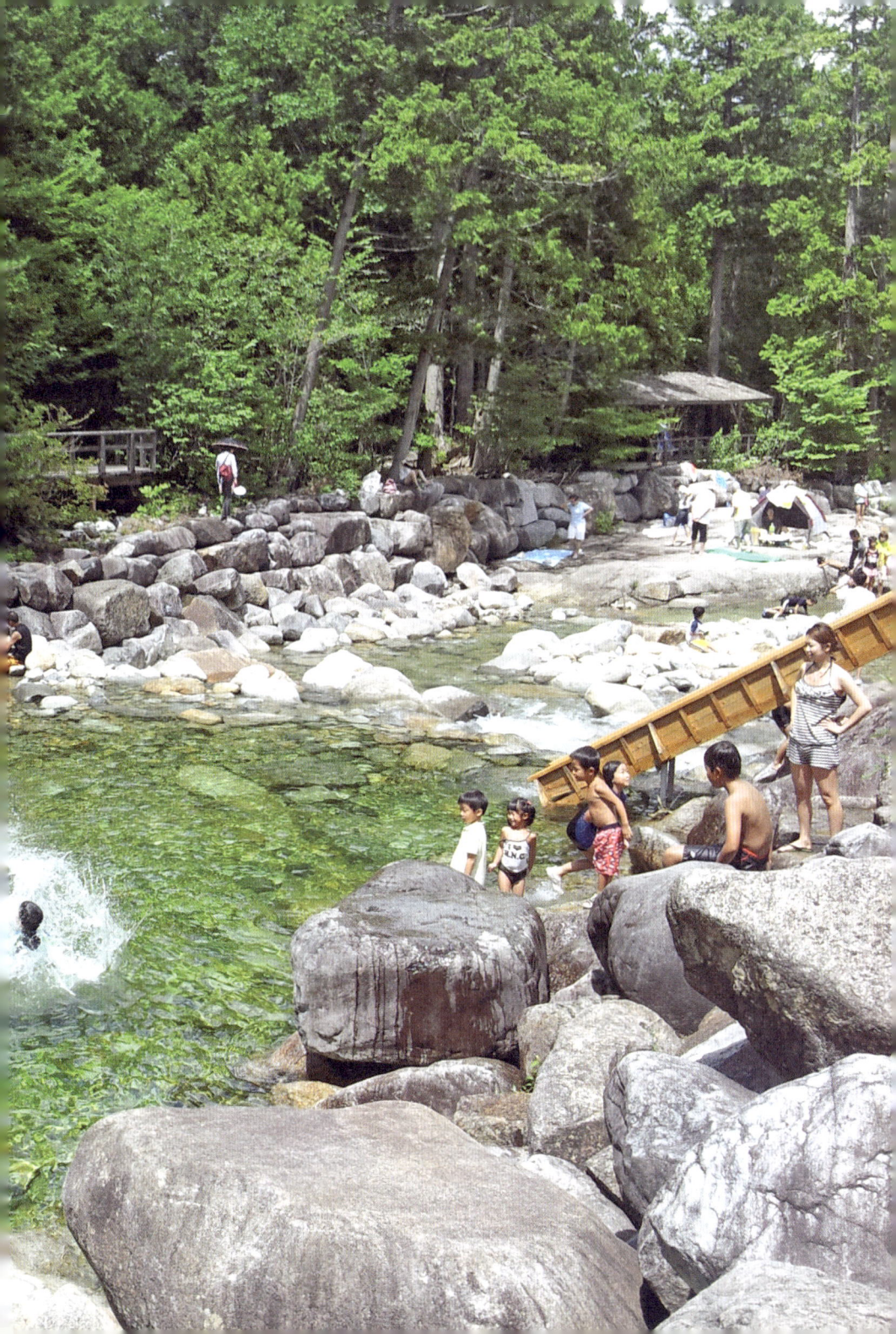

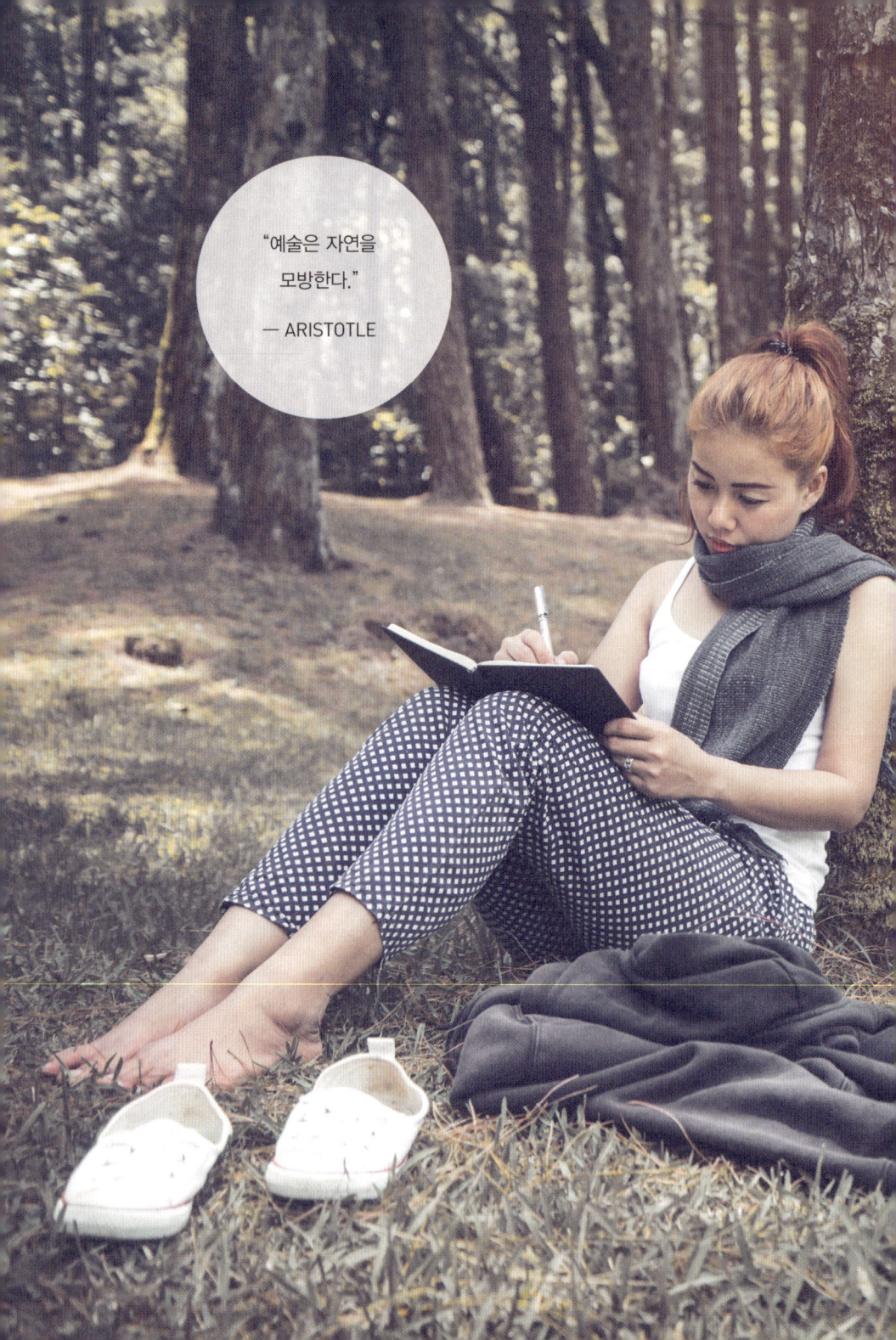

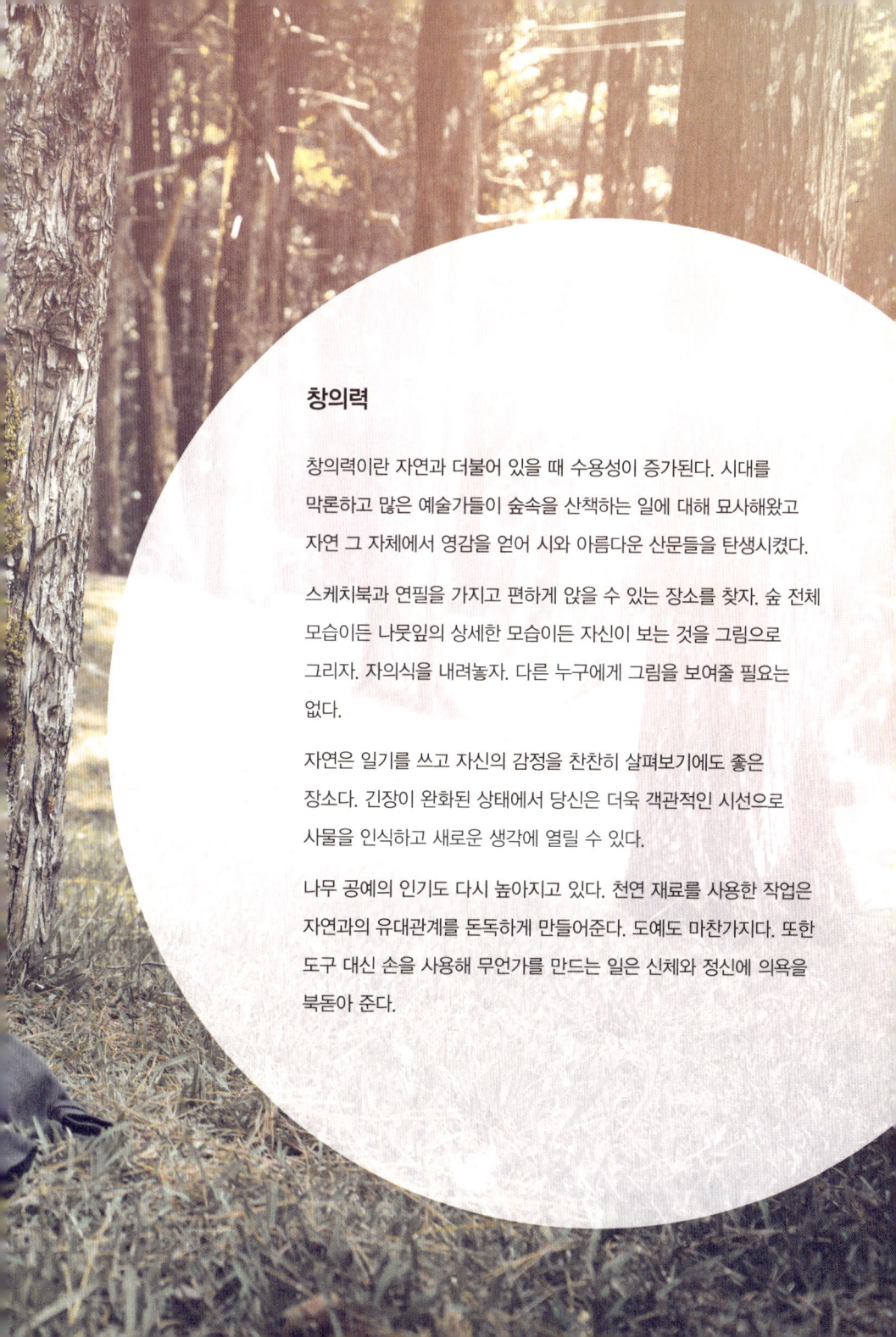

창의력

창의력이란 자연과 더불어 있을 때 수용성이 증가된다. 시대를 막론하고 많은 예술가들이 숲속을 산책하는 일에 대해 묘사해왔고 자연 그 자체에서 영감을 얻어 시와 아름다운 산문들을 탄생시켰다.

스케치북과 연필을 가지고 편하게 앉을 수 있는 장소를 찾자. 숲 전체 모습이든 나뭇잎의 상세한 모습이든 자신이 보는 것을 그림으로 그리자. 자의식을 내려놓자. 다른 누구에게 그림을 보여줄 필요는 없다.

자연은 일기를 쓰고 자신의 감정을 찬찬히 살펴보기에도 좋은 장소다. 긴장이 완화된 상태에서 당신은 더욱 객관적인 시선으로 사물을 인식하고 새로운 생각에 열릴 수 있다.

나무 공예의 인기도 다시 높아지고 있다. 천연 재료를 사용한 작업은 자연과의 유대관계를 돈독하게 만들어준다. 도예도 마찬가지다. 또한 도구 대신 손을 사용해 무언가를 만드는 일은 신체와 정신에 의욕을 북돋아 준다.

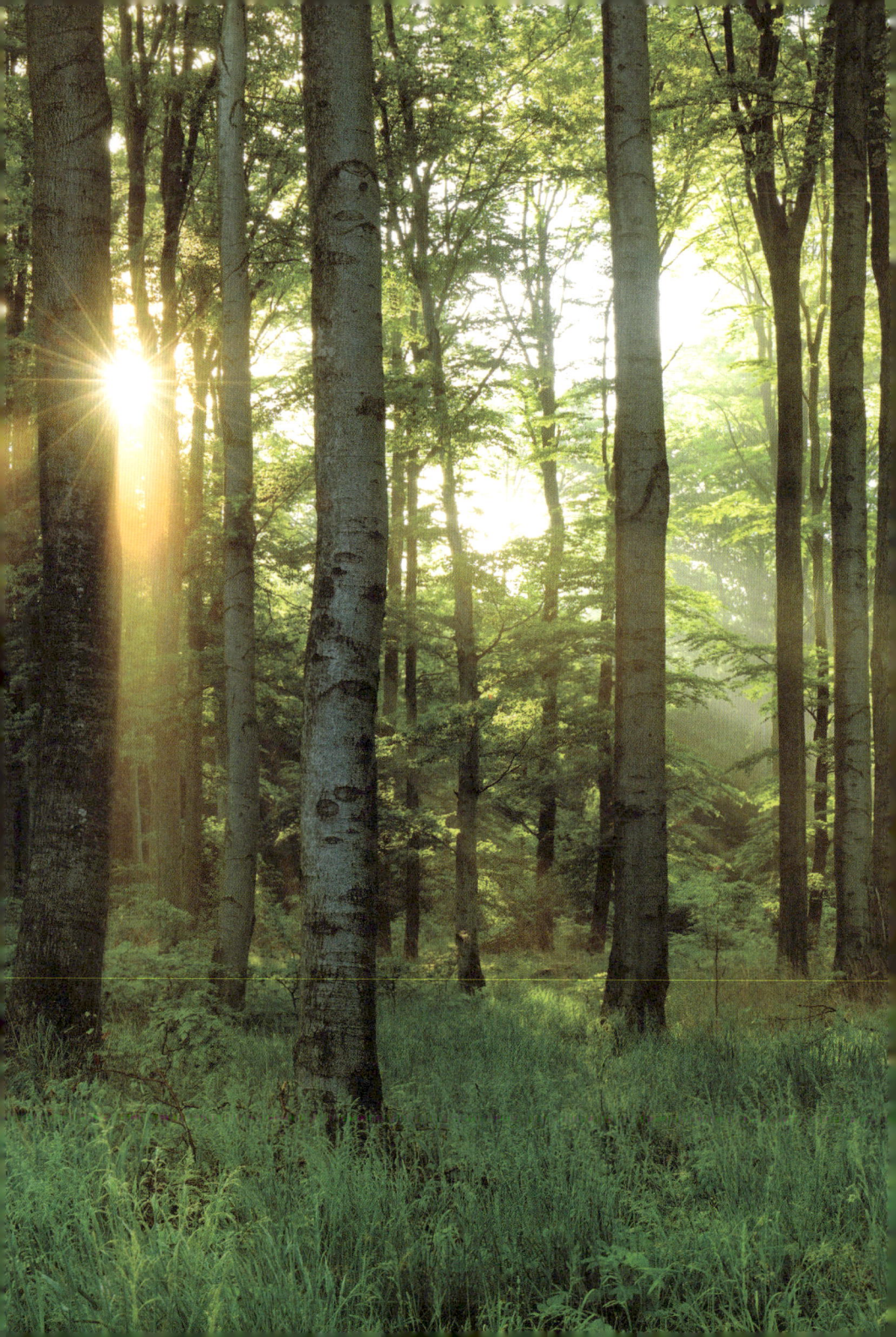

Komorebi (木漏れ日)

"햇빛이 나무 사이로 통과할 때 빛과 나뭇잎 사이에서 일어나는 상호작용"

제4장

—

집 가까이로
숲 옮겨오기

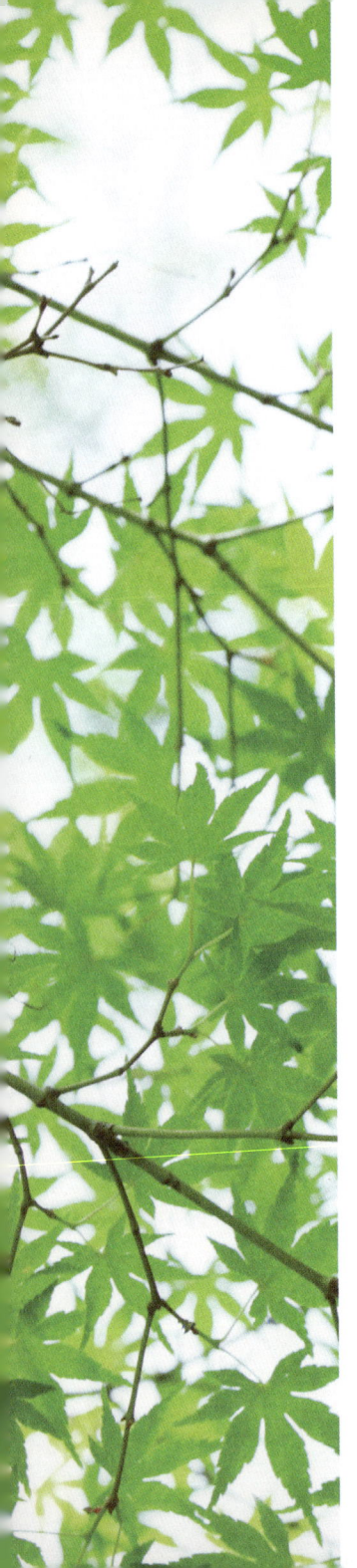

모든 사람이 때마다 삼림욕 효과를 누리는 자연림에 갈 수 있는 것은 아니다. 그렇다면 건강과 웰빙을 향상시키는 자연의 뛰어난 긴장 완화 효과를 어디에서나 누릴 수 있는 방법은 없을까?

대부분의 도시와 도시 주변에는 공원, 개발되지 않은 공터, 또는 수로를 따라 난 잡초가 우거진 산책길 등 자연을 접할 수 있는 공간이 있다. 식물이 자라는 곳이면 어디든 상관없다. 이런 곳, 즉 자연을 찾아 그 곳에서 시간을 보내고자 하는 사람에게 긴장 완화 효과를 제공할 수 있다. 도시 자연에 대한 관심이 높아지고 있는 만큼, 이러한 녹색 공간을 최대한 활용하기 위해 산책이나 자연 관찰 여행을 함께하는 동호회를 찾는 것은 어렵지 않다.

하지만 녹색 공간을 찾는다고 문제가 모두 해결되는 것은 아니다. 현대인 다수가 온전히 자신을 위해 시간을 내기에는 너무나도 바쁘다. 그 때문에 우리의 마음과 몸은 긴장을 풀 기회가 없다. 그렇다면 자연이 주는 스트레스 완화 효과를, 우리가 대부분의 시간을 보내는 집과 직장으로 더 가까이 가져오는 방법은 무엇일까?

제5장에서 살펴보겠지만 자연의 수많은 구성요소들은 삼림욕이 지닌 것과 같은 유익한 효과를 지니고 있다. 그러한 요소에는 목재 오브제와 장식품, 집안이나 정원의 장식용 식물, 신선한 꽃이 꽂힌 꽃병, 심지어 식물에서 추출한 에센셜 오일의 향까지 포함된다. 이 장에서는 숲을 집으로 더 가까이 옮겨와 매일 자연이 선사하는 긴장 완화 효과를 누리는 방법에 대해 알아보고자 한다.

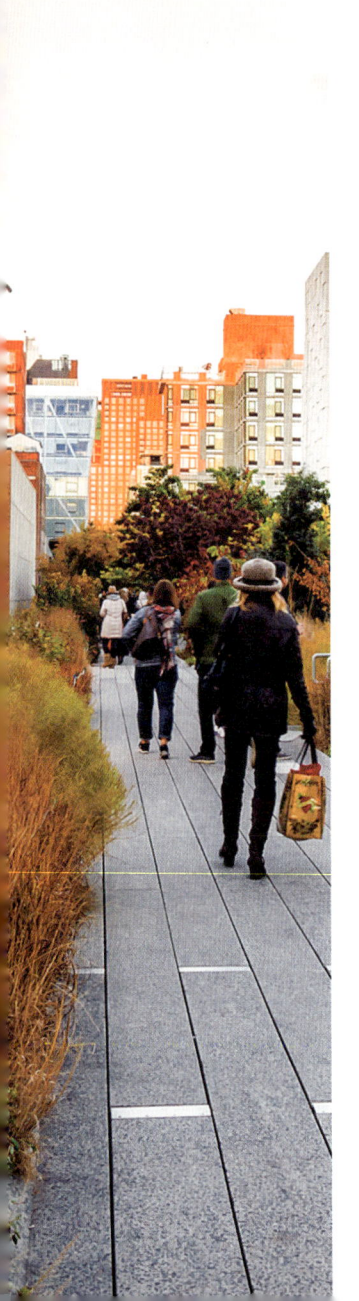

도시 지역의 자연

현재 세계 인구의 절반을 약간 웃도는 사람들이 도시 지역에 살고 있으며, 2050년에는 3분의 2가 도시에 몰릴 것으로 예상된다.

도시에서 일하고 거주하는 사람들에게 도시를 지속 가능하고 건강한 장소로 만드는 데 중요한 것이 자연이다. 예를 들어 싱가포르의 경우 숲 지역이 도시의 30%에 육박하며 2030년까지 녹색 공간을 확장하여 거주민의 85%가 길이 400미터의 공원 안에 생활하도록 할 계획이다. 세계의 다른 녹색 도시, 즉 녹색 공간이 20%를 넘는 곳으로는 밴쿠버, 새크라멘토, 프랑크푸르트, 제네바, 암스테르담, 시애틀이 있다.

전 세계 도시 계획가들은 자연의 중요성을 인지해가고 있다. 자연을 이용하여 한때 버려졌던 도시 공간을 변신시키는 흥미로운 프로젝트가 다수 진행되고 있다. 뉴욕 시의 하이 라인(the High Line)은 뉴욕에서 가장 인기 있는 명소 중 한 곳이 되었고 서울의 서울로(Seoullo) 정원 산책로는 24,000개의 식물을 더 이상 사용되지 않는 고가도로로 옮겨 놓은 곳이다. 뮌헨의 잉글리시 가든(English Garden)에는 아이스바흐(Eisbach, 독일어로 '얼음 개울'을 의미)라는 짧은 길이의 인공 강이 있는데, 뮌헨 시민들은 이곳에서 수영을 즐길 수 있다.

마찬가지로 런던의 햄스테드 히스(Hampstead Heath)의 자연 수영장은 18세기 초반부터 천연 오아시스이자 야생 수영을 즐길 수 있는 공간이었다. 또한 바르셀로나 중심부의 옥상과 지상 정원을 연결한 네트워크처럼 '가득 차' 보이는 도시 공간에서 혁신적인 도시 계획으로 천연 회랑을 만들어낸 곳도 있다.

따뜻한 날 공원에서 사람들이 이러한 녹색 공간에 앉아서 점심을 먹고 휴식을 취하거나 운동을 하는 장소로 얼마나 잘 활용하는지는 그저 슥 훑어보기만 해도 알 수 있다. 제5장의 실험에서 제안할 것과 마찬가지로 도시의 공원을 걷는 일은 심신을 안정시키는 효과가 있다. 상식적으로 옳은 생각이지만 이제 과학적인 증거가 거주민들의 정신 및 신체 건강 모두를 위해 도시 계획에 자연을 포함시켜야 한다는 사실을 증명하는 데 도움을 줄 것이다.

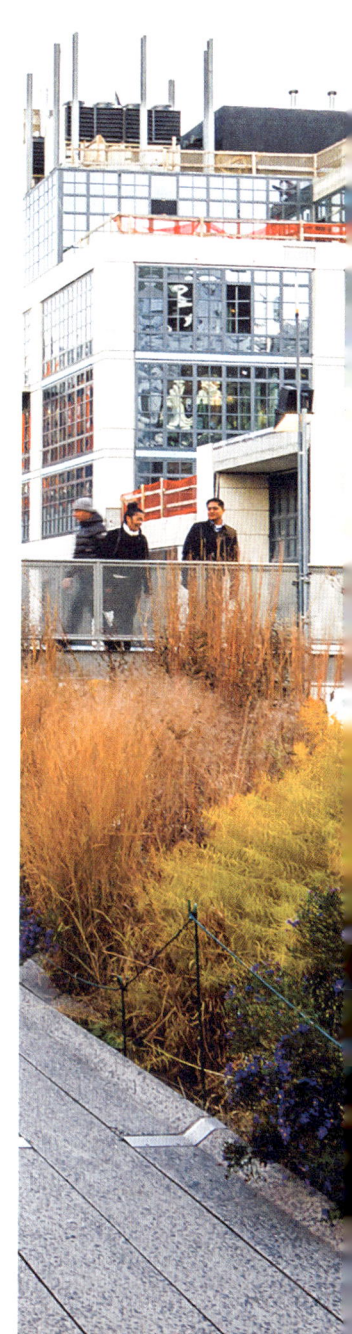

뉴욕 시의 하이 라인은 맨해튼 서쪽으로 펼쳐진 버려진 철로를 이 도시에서 가장 각광 받는 명소로 탈바꿈시킨 곳이다.

자연과 건축

도시의 정원처럼 도시의 삶에 자연을 녹아낸 건축물과 디자인의 흥미로운 사례도 있다. '리빙 월스(Living Walls)'는 협소한 공간에 많은 식물이 배치되어 인간과 환경 모두를 이롭게 하며 건물에 뛰어난 미를 제공한다. 옥상 정원을 설치하는 건물이 늘고 있는 것은 도시 환경에서 녹색 공간을 마련하는 기회이다. 사무실은 메마르고 자연과 동떨어진 환경인 경우가 많으므로 쉽게 자연을 접할 수 있는 공간이 옥상에 있다면 매우 큰 변화를 만들 수 있을 것이다.

마찬가지로 학교를 디자인하는 건축가들은 교육과 자연을 연결하는 방법에 더욱 골몰하고 있다. 예를 들어 교실 건물과 급식용 텃밭 사이에 녹색 통로를 만들어 아이들이 채소 기르기에 참여하고 음식에 대해 배울 수 있도록 만들기도 한다.

공동체 정원 가꾸기와 도시 농장

공동체 정원 가꾸기 프로젝트가 세계 전역의 도시와 마을에서 진행되고 있다. 이는 주로 과일과 채소 재배에 초점을 맞춘 것이다. 이러한 프로젝트들은 공동체의 결속을 다지고 구성원의 일상에 자연을 들여놓는 데 도움을 준다.

뉴욕 시의 브루클린 그레인지(Brooklyn Grange)는 1헥타르의 옥상 농장으로서 매년 22,650킬로그램의 신선한 농작물을 재배하여 지역 파머스 마켓과 레스토랑에 판매한다. 또한 수많은 학생에게 집중적으로 일할 수 있는 공간을 제공한다. 벌이 좋아하는 식물과 꽃을 키움으로써 도시 양봉업자의 수 또한 증가하고 있다.

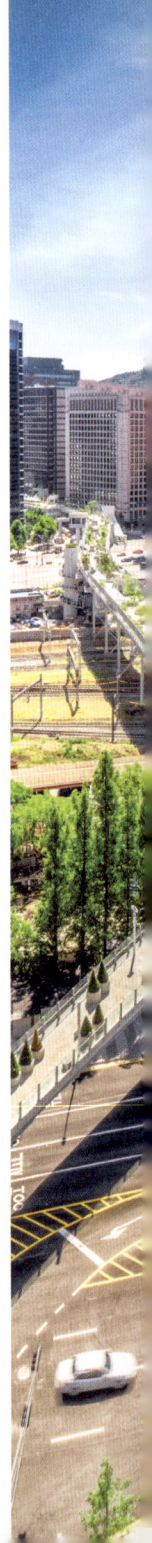

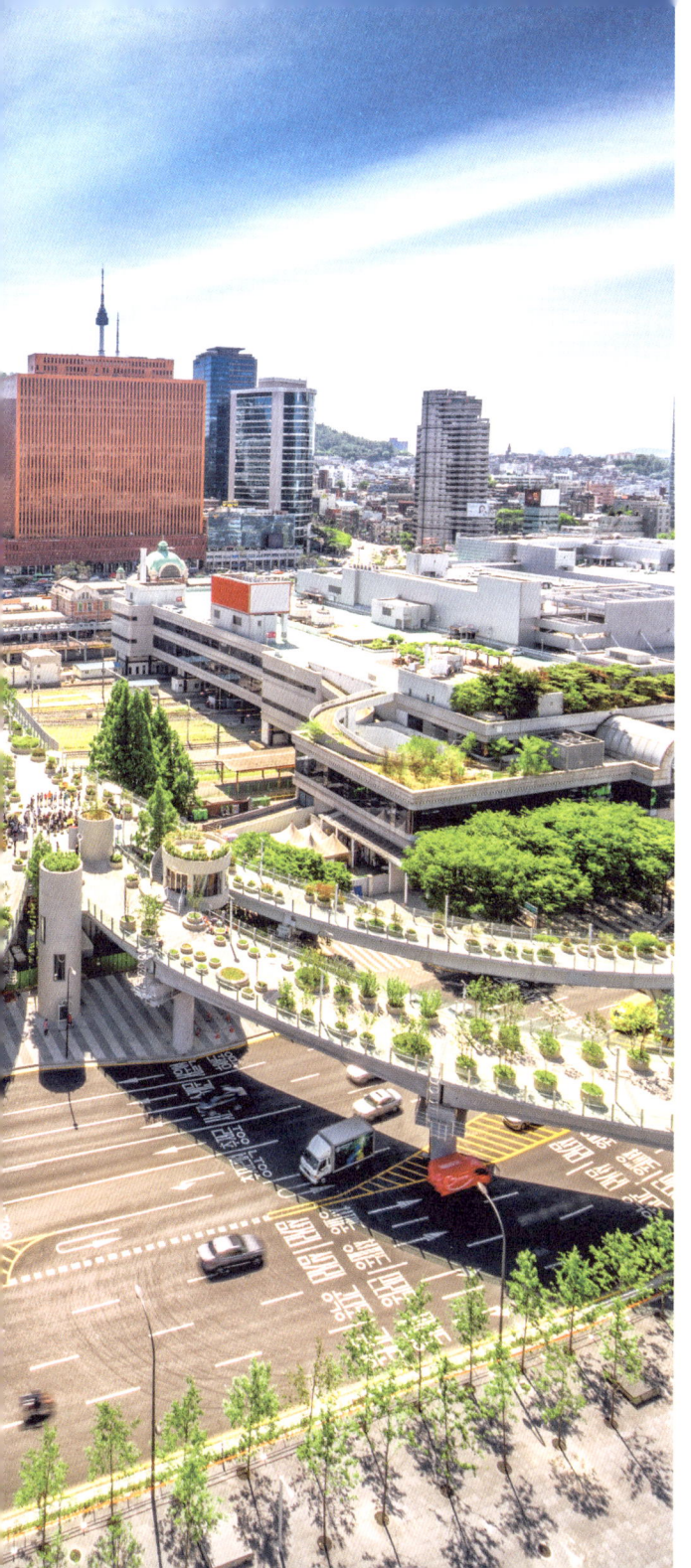

대한민국의 수도 서울에 위치한 서울로 하늘정원(Seoullo Skygarden)은 안전성 문제 때문에 차량 통행에 부적합한 고가도로였던 곳에 건설된 보행자 전용 도로다.

우드 테라피

가구, 장식물, 구조물 등의 형태로 가정과 직장에 나무로 된 구성 요소가 사용되기도 한다. 연구 결과 이러한 품목들을 통해 기쁨을 느끼면 사람들은 실제 나무를 보고 만지며 그 냄새를 맡을 때와 같은 긴장 완화 효과를 누릴 수 있다는 사실이 드러났다.

나무는 다양한 방식으로 가정에 접목시킬 수 있으며 나무 패널, 들보, 주방 조리대, 그리고 바닥 등의 형태로 언제나 각광 받아 온 건축 자재다. 연구를 통해, 공간에 사용된 나무의 양이 많을수록 긴장 완화 효과를 높일 수 있으며, 이러한 효과는 실험 대상자가 그 공간을 얼마나 좋아하는지, 그 안에서 얼마나 편안함을 느끼는지와 연관된다는 사실을 발견했다. 즉 "뭔가 마음에 든다면 그것은 당신에게 이로울 것이다."

가공 목재 대 비가공 목재

우리는 단순히 나무를 만지는 촉각적 자극이 주는 긴장 완화 효과가 바니시 등으로 나무를 코팅했을 때 떨어진다는 사실을 발견했다. 우리는 눈을 가린 채 실험 참가자들에게 90초 동안 손바닥을 네모난 백참나무에 얹게 했다. 이는 주방 조리대에 사용되는 것과 유사한 것이었다. 아무런 가공도 하지 않은 나무를 만졌을 때 실험 대상자들은 뇌 활동이 감소하고 부교감신경 활동이 증가하며 교감신경 활동과 심장 박동 수가 감소했다. 이는 모두 긴장이 완화되었다는 신호다. 반면 나무에 우레탄이나 유리 성분이 함유된 재료를 입혔을 때 이러한 효과가 크게 줄었다.[53]

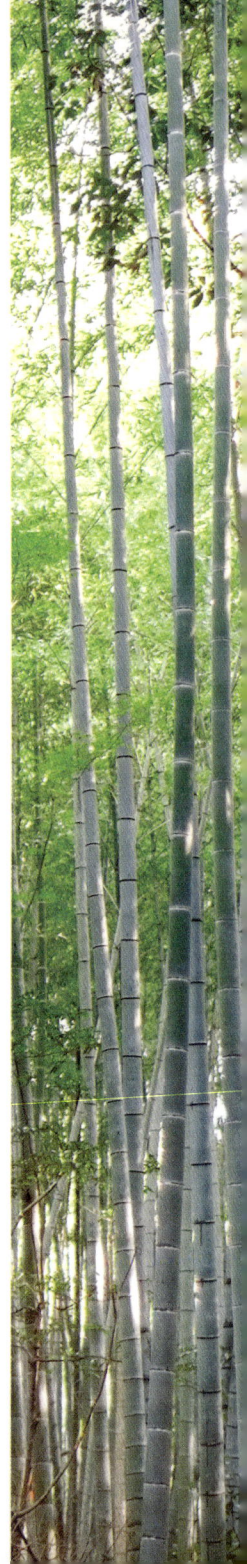

나무의 향

제5장에서 살펴보겠지만 자연 건조된 나무의 향을 흡입하면 전두엽의 뇌 활동이 진정되고 신체적 긴장이 완화된다(172~173쪽 참고). 이는 인공적인 환경에 의해 늘 과로 상태에 있는 뇌를 진정시킴으로써 원래의 자연스러운 상태로 돌아가려는 작용이라고 해석할 수 있다. 나무에서 추출한 에센셜 오일의 향을 흡입했을 때도 같은 효과가 나타나는 것으로 드러났다. 단, 실험 대상자가 그 향을 좋아했을 때 효과가 가장 두드러졌다. 에센셜 오일을 사용하는 방법에 대해서는 116쪽에서 자세히 다룰 것이다.

생활 속에 나무 도입하기

나무는 가정과 직장에서 다양한 용도로 사용할 수 있는 쓸모가 많은 재료다. 자신이 좋아하는 것을 선택해야 한다는 사실을 잊지 말라. 당신이 좋아하는 나무여야만 긴장 완화 효과를 얻을 수 있다.

- 천연목 바닥재는 현대적인 동시에 따뜻한 느낌을 줄 수 있다.
- 나무 패널을 사용하면 공간을 부드럽게 보이게 만들 수 있지만 페인트는 칠하지 말아야 한다는 사실을 명심하자.
- 원목 조리대와 캐비닛을 설치하면 주방에 따뜻한 느낌을 더할 수 있다. 이 경우 습기로부터 보호하기 위해 표면에 가공 처리를 하여, 만졌을 때의 효과가 줄어들더라도 바라보았을 때의 효과는 여전히 누릴 수 있다.
- 향을 통해 효과를 얻으려면 가열 건조된 것이 아니라 자연 건조된 나무를 선택하자.
- 원목 가구는 다양한 유형의 장식에 적합하며, 가정과 직장에 나무의 양을 쉽게 늘리는 방법이다.
- 가능한 곳이라면, 가공 처리하지 않은 나무 들보를 노출된 상태로 두자.
- 도마, 숟가락, 그릇 등 주방 용품을 나무로 된 것으로 선택하자.
- 집에 작은 목공 조각 등의 장식품으로 장식하자.
- 집안에 향기를 더할 때, 목욕할 때 혹은 피부에 바르는 보습제로 나무에서 추출한 에센셜 오일을 사용하자.

편백 목욕

일본 사람들은 규칙적으로 편백 욕조에서 목욕하는 우드 테라피를 즐긴다. 편백 원목으로 만들어진 욕조는 뜨거운 물과 접촉하여 강한 편백 향을 발생시켜 심신의 긴장을 완화시킨다. 다른 나무로 만든 욕조와 마찬가지로 편백 욕조를 사용했을 때 긴장 완화 효과가 큰 것은 다음 세 가지 원인으로 압축할 수 있다.

- 나무가 만들어내는 향이 전두엽의 뇌 활동을 진정시켜 긴장을 완화시킨다.
- 나무와 접촉하면 전두엽의 뇌 활동이 진정되고 부교감신경 활동이 증가된다. 이 역시 신체의 긴장 완화 효과다.
- 편백을 좋아하는 사람은 편백을 보는 것만으로도 혈압이 낮아지는 현상을 경험한다. 그러므로 목욕하려는 사람이 편백 욕조를 보았을 때 긴장 완화 효과가 일어날 가능성이 높다.

사우나와 목욕통

'사우나'는 수천 년 동안 이어진 핀란드의 목욕 방식이다. 나무 패널로 둘러싸고 달궈진 돌에서 나오는 열기로 뜨거워진 방에 앉아 뜨거운 온도를 즐기는 방식이다. 핀란드에서 사우나는 '가난한 자의 치료법'이라 불리며 종종 삼나무가 사용되는데, 여기에는 알파피넨(α-Pinene)이 함유되어 있다. 이는 부교감신경 활동에 긍정적인 영향을 미치는 나무 오일 화합물이다(172~173쪽 참고).

스위스에서는 나무로 만든 목욕통을 사용하는 것이 온천(thermalbad)을 즐기는 전통 방식이다. 가장 놀랄 만한 광경은 취리히에서 볼 수 있는데, 이곳에서는 지하에서 솟아난 온천수가 양조장에서 사용되었던 통으로 만든 큰 욕조로 곧장 쏟아진다.

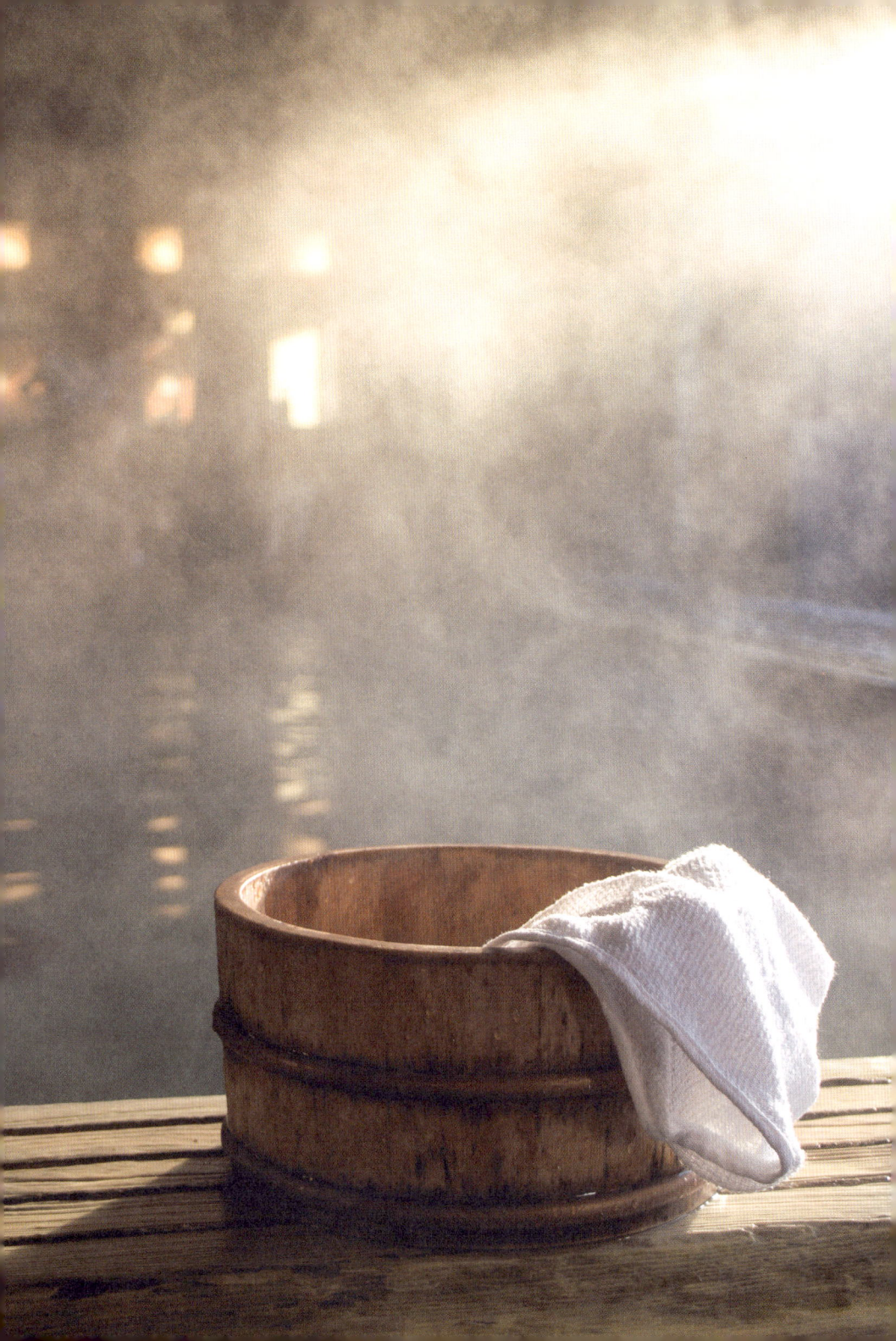

분재

미니어처 나무를 키우는 분재는 중국에서 시작해 한국을 거쳐 약 1천 3백 년 전, 일본으로 전파되었다. 하지만 분재 하면 지금은 일본을 떠올린다. 최초의 초소형 나무는 중국 산악 지대의 바위 틈에서 자연적으로 성장했다. 혹독한 환경 조건과 토양의 부족 때문에 제대로 성장하지 못한 것이다.

오늘날 삼나무와 향나무부터 단풍나무와 무화과까지, 다양한 수종이 분재로 재배되며, 그 형태도 단일 종으로 구성된 것에서 하나의 화분에 다양한 나무를 심어 작은 지형을 만든 것까지 다양하다. 분재 표본은 수백 년 동안 생존할 수 있으며 완전한 크기의 원래 나무와 같은 방식으로 나이를 먹어 세월이 지남에 따라 가치가 올라간다.

분재의 본래 목적은 볼거리를 제공하고 부드럽고 정교하게 나무를 다루는 것이다. 제5장에서 살펴 볼 내용처럼, 분재를 바라보는 것만으로도 숲에서 걸을 때와 같은 긴장 완화 효과를 낼 수 있다 (166~167쪽 참고). 분재는 작은 공간에서도 가능하며 즐거움과 유익함을 모두 느끼는 취미가 될 수 있다. 분재를 돌본다는 것은, 주어진 임무에 몰입하는 마음 챙김을 요하는 활동이다. 일상에 자연을 옮겨오기 위해 밖으로 나가 숲을 찾을 필요는 없다. 작은 공간과 정성으로 자신만의 숲을 만들 수 있다.

우리는 정원 손질이나 꽃꽂이와 마찬가지로 분재를 통해 자연과 연결될 수 있다. 자연스러운 조화와 성장하는 방식을 이해하는 동안 조각하는 기분마저 느낄 수 있다.

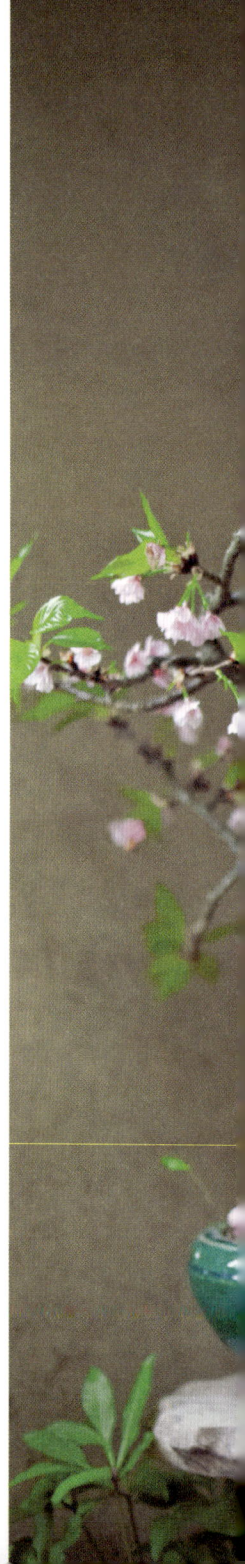

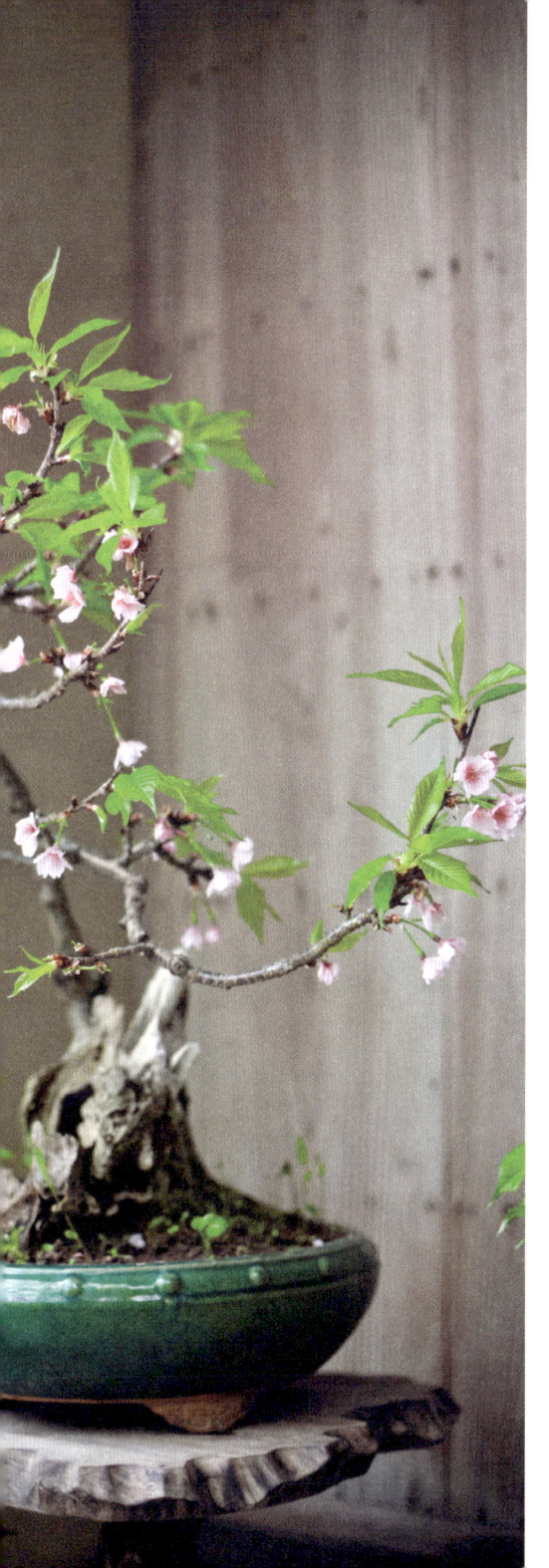

분재 키우기

이미 형태를 갖춘 분재 표본을 구입해도 되지만 씨를 뿌리거나 묘목을 심는 첫 단계부터 직접 키울 수도 있다. 어떤 방법을 택하든 분재를 키울 때는 규칙적으로 가지를 치고 형태를 잡아주며 돌봐줘야 한다. 이는 매혹적이고 즐거운 과정이다. 실내용 화초가 대부분 그렇듯 정해진 때에 맞춰 물을 주는 것이 관건이다. 하지만 그 양이 너무 많아서는 안 되며, 비료 또한 지나치면 안 된다. 다만 사랑과 관심은 많을수록 좋다.

식물과 꽃

사람들은 대부분 집이나 직장의 안과 밖에 장식용 식물이 있으면 더욱 행복감을 느낀다는 사실을 직관적으로 알고 있다. 그리고 이는 많은 연구를 통해 증명되었다. 제5장에서 설명할 실험들 가운데는 실험 대상자가 단순히 앉아서 실내용 화분을 바라보는 것만으로도 신체적, 심리적으로 긴장이 완화되는 것을 경험한다는 사실을 보여준다(164~165쪽 참고). 다양한 방법으로 실내는 물론 실외에서 식물을 통해 이러한 효과를 얻을 수 있다.

실외 공간

집에 정원이 있는 사람들은 그 안에서 긴장을 풀거나 정원을 손질하는 과정에서, 지친 몸과 마음을 회복시키는 효과가 있다는 사실을 느낄 것이다. 정원 가꾸기 요법(gardening therapy)은 점점 인기가 높아지고 있으며, 일본의 일부 삼림욕 센터에서는 분갈이 같은 단순한 정원 손질 임무를 요법의 한 가지로 방문객들에게 제공한다.

하지만 정원이 없더라도 발코니에 화분에 심은 식물을 기르거나 집 바깥쪽에 몇 가지 장식용 식물이나 허브 화분을 매달아 놓는 등 작은 규모의 정원 가꾸기를 할 수 있다. 식물과 함께 시간을 보내면 건강을 증진하고 행복감을 높일 수 있다.

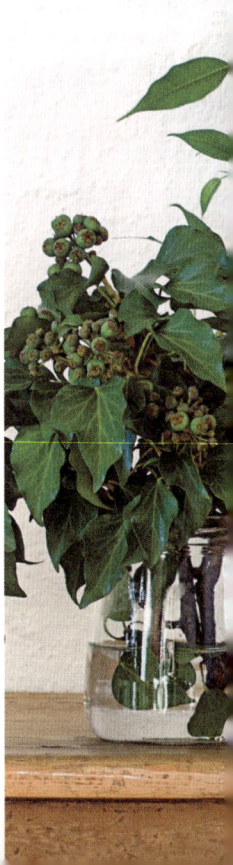

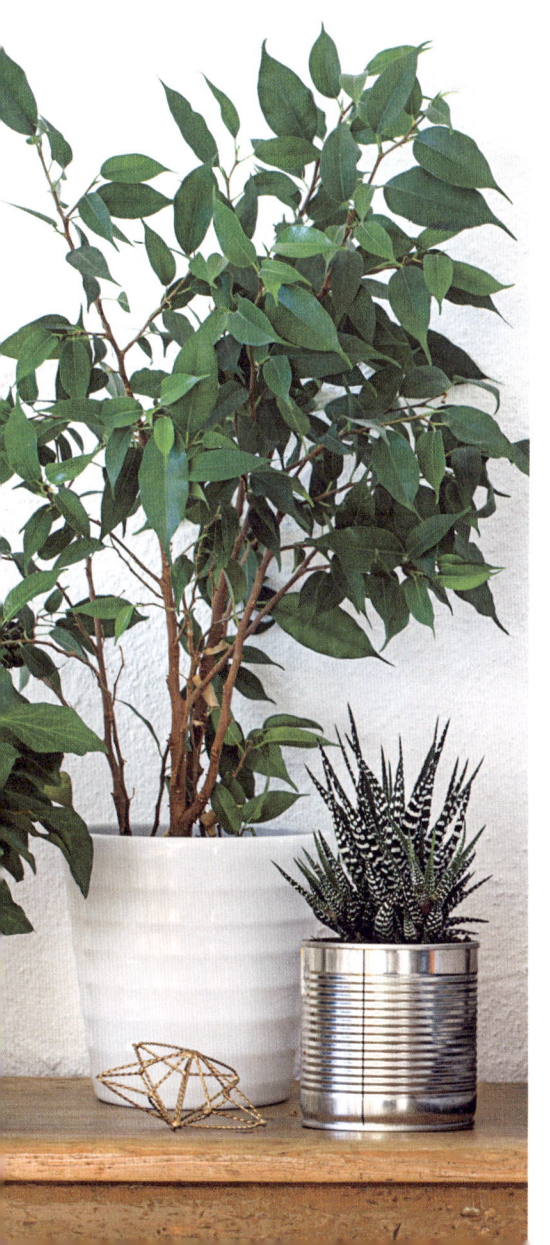

실내로 자연 가져오기

실내용 화분도 몸과 마음의 긴장을 풀어주는 것으로 밝혀졌으므로 집안의 가능한 많이 배치하라(164~165쪽 참고). 낙엽활엽수와 다채로운 색의 꽃을 피우는 식물부터 뾰족한 선인장과 부드러운 다육식물에 이르기까지, 엄청나게 다양한 종류가 판매되고 있다.

집에 놓을 식물을 선택할 때는 그 장소에서 생육이 잘 되어 아름다움을 유지할 수 있는 것을 골라야 한다. 온도, 채광, 습도, 당신이 돌보는 데 할애할 수 있는 시간을 고려하라. 슬픔에 젖어 시들시들해진 화분이 아름다운 모습의 화분처럼 긴장 완화 효과를 낼 가능성은 희박하다.

생활을 식물로 채우는 방법

실내용 화분은 그 수가 많을수록 즐거움도 커진다. 그러므로 화분을 놓을 장소를 독창적으로 찾자.

- 주방의 탁자나 식탁에 식물을 놓으면 훌륭한 센터피스(centerpiece: 식탁의 꽃 등, 중앙 장식품) 역할을 하고 가까이서 식물을 감상할 수 있다.
- 크기가 다양한 식물들을 한 데 모아 놓으면 효과를 더욱 높일 수 있다. 이렇게 하면 집에 더 많은 식물을 놓을 수 있고 조화로운 디자인을 만들 수 있다.
- 공간이 부족하다면 테라리엄에 작은 식물들을 길러라. 테라리엄은 온도와 습도를 유지해주므로 생육 조건도 좋아질 수 있다.
- 바닥, 또는 선반 등의 표면 공간이 충분하지 않다면 천정에 마크라메(macrame: 매듭 끈이나 굵은 실을 이용해 기하학적인 무늬로 올이 성기게 짠 레이스 또는 술 장식) 화분걸이를 설치한 다음 여기에 고리를 걸어 작은 화분들을 매달자.
- 덩굴 식물도 공간을 절약할 수 있다. 벽을 타고 오르게 하거나 화분에 막대를 꽂아 지지대를 만들어주자.
- 씨앗부터 키울 수 있는 실내용 화분 식물도 많다. 이는 너무 많은 비용을 들이지 않고 집안을 식물로 가득 채우기에 좋은 방법이다.
- 창틀은 많은 식물이 좋아하는 밝은 조건을 제공한다. 하지만 창이 남향이라면 햇볕을 좋아하는 식물을 선택하고 외풍으로부터 보호해야 한다.
- 식물을 눈높이 위치에 맞추어 화분대 위에 올려두면 효과를 증가시킬 수 있다.
- 직장에 화분 한두 개를 두어라. 긴장을 완화해주는 것은 물론 생산성도 향상시킨다는 사실이 밝혀졌다.

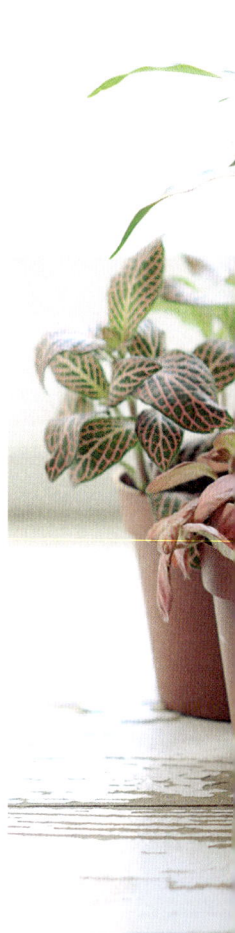

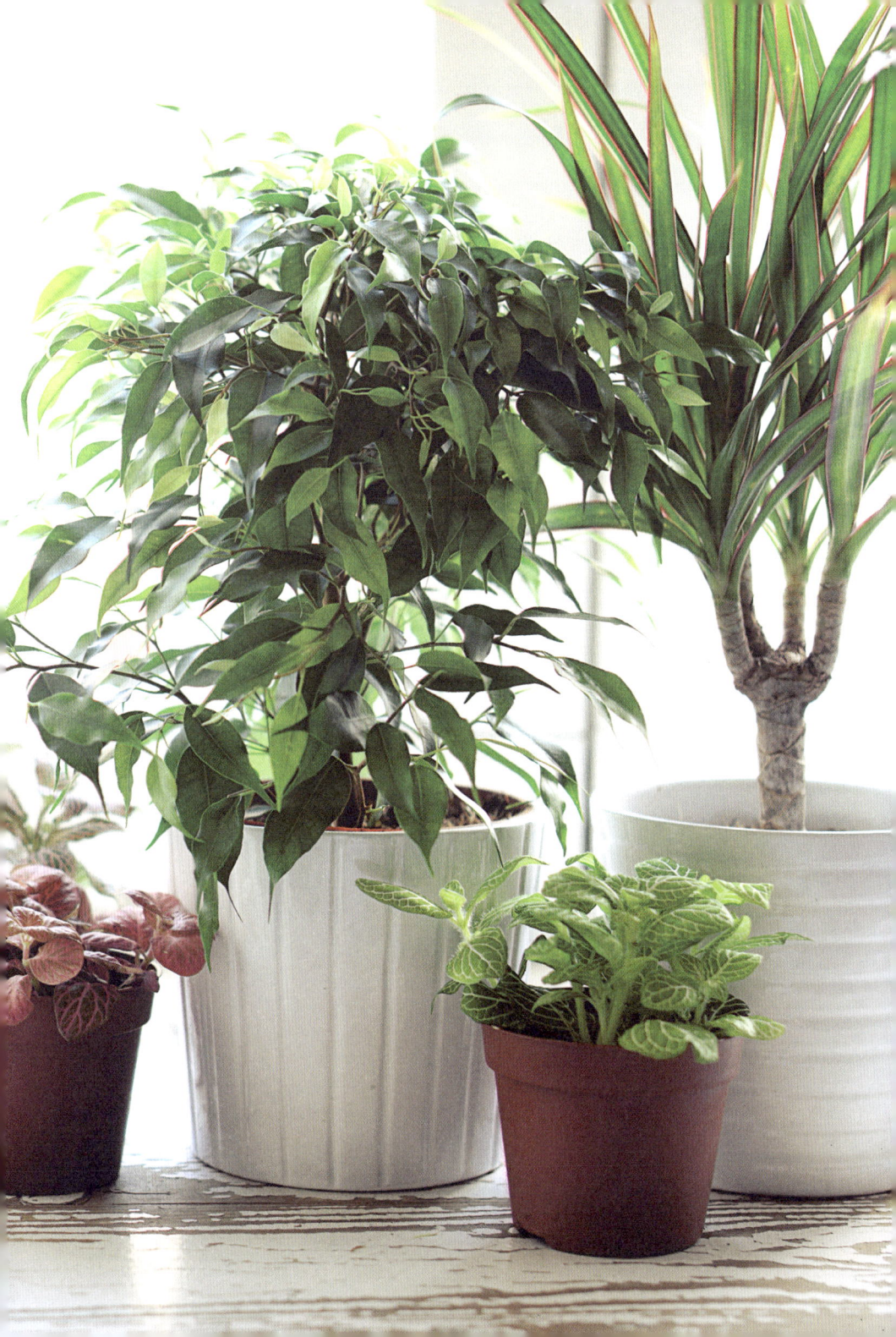

공기 정화

실내용 화분은 가정에서 긴장 완화 효과만이 아니라 우리가 숨을 쉬는 공기까지 정화해주는 것으로 추측된다. 1980년대부터 나사(NASA) 과학자들로 이루어진 연구팀은 새집증후군을 해결할 방법을 조사하기 위해 '클린 에어 스터디(Clean Air Study)'라는 연구 프로그램에 착수했다. 이는 가구, 카펫, 세제 등 공해물질이 적절한 환기시설이 없는 현대식 건물에 축적되었을 때 나타나는 현상이다. 이 경우 거주자는 두통, 어지럼증, 메스꺼움 같은 증상을 보인다.

또한 나사 과학자들은 실내용 화분에 심은 식물들이 공기 중의 벤젠, 포름알데히드, 트리클로로에틸렌을 제거할 수 있다는 사실을 발견했다. 이러한 화분에는 비료를 사용하는데, 여기에 서식하는 미생물이 이러한 효과를 내는 원인 가운데 하나일 수 있다. 하지만 식물의 종류가 다르면 효과의 강도 역시 달라지는 만큼 단순히 미생물 때문이라고 단정지을 수는 없다. 공기 정화 기능을 하는 대표적인 식물 10가지는 다음과 같다.

- 황야자(Areca Palm, *Chrysalidocarpus lutescens*)
- 종려나무(Lady Palm, *Rhapis excelsa*)
- 대나무야자(Bamboo Palm, *Chamaedorea seifrizii*)
- 고무나무(Rubber Plant, *Ficus elastica*)
- 행운목(Corn Plant, *Dracaena fragrans*)
- 서양송악(English Ivy, *Hedera helix*)
- 피닉스야자(Miniature Date Palm, *Phoenix roebelenii*)
- 알리 고목나무(Long-leaved Fig, *Ficus binnendijkii* 'Alii')
- 보스턴고사리(Boston Fern, *Nephrolepis exaltata* 'Bostoniensis')
- 스파티필룸(Peace Lily, *Spathiphyllum wallisii*)

생화 장식

제5장에서 살펴보겠지만 생화 다발을 보는 것만으로도 실내용 화분 식물을 봤을 때와 똑같은 방식으로 신체의 긴장이 완화된다(168~169쪽 참고). 일주일에 한 번 슈퍼마켓에서 저렴한 꽃 한 다발을 사서 식탁이나 직장 책상 등 수시로 보며 즐거움을 느낄 수 있는 곳에 장식하는 것은 그리 어려운 일이 아니다. 혹시 향이 영향을 미치지 않을까 하는 생각에 향이 없는 분홍색 장미로 꽃꽂이를 한 다음 실험하였다.[66-69] 종류와 상관없이 모든 꽃이 같은 효과를 만들어냈을 가능성이 높다. 또한 바라보았을 때 기분이 더 좋아지는 꽃을 사용하면 더 큰 긴장 완화 효과를 얻을 수 있기 때문에 자신이 좋아하는 꽃을 선택하는 것이 좋다.

또한 우리는 꽃의 향까지 좋아하면 효과가 증가한다는 사실을 발견했다. 그러므로 가능하면 백합처럼 향이 있는 꽃을 시도해보자.

실내용 화분의 식물과 비교했을 때 가지째 자른 꽃의 장점은 식물을 가꾸는 재능이 필요하지 않고 신경 쓸 것이 아주 적다는 것이다. 화분에 심은 식물이 자라기 힘든 곳에 꽃병을 놓아두자. 신선한 물을 공급해주고 식물 영양제를 더해주면 며칠 동안 보기 좋은 모습을 유지할 것이다. 시든 후에는 다른 꽃으로 새롭게 장식하면 된다.

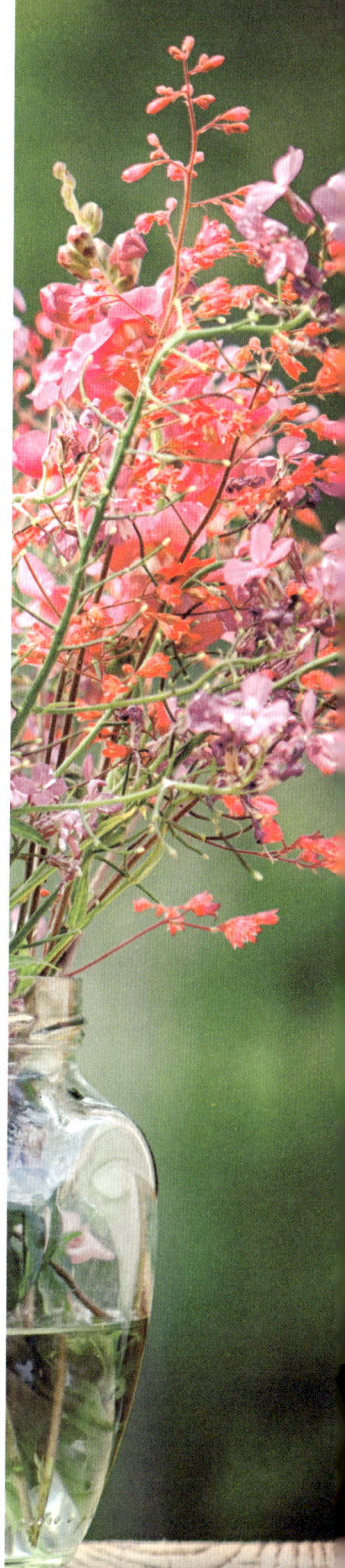

에센셜 오일

에센셜 오일은 숲이 주는 혜택을 가장 쉽고 효과적으로 집에 옮겨 오는 방법이다. 장미향을 맡고 좋다고 느낀 적이 있다면 에센셜 오일이 지닌 향의 특성을 경험한 것이다. 이러한 천연 방향화합물들은 식물의 씨앗, 껍질, 줄기, 뿌리, 꽃에 함유되어 있다. 에센셜 오일은 식물의 독특한 향을 가지며 조리용, 미용, 약용으로, 그리고 긴장 완화 요법에 오랜 세월 사용되어 왔다. 우리의 실험 결과 장미와 오렌지 같은 에센셜 플라워 오일이 실험 대상자에게서 신체적 긴장 완화 효과를 일으켰고(170~171쪽 참고) 나무에서 추출한 많은 오일도 거의 같은 효과를 내는 것으로 드러났다.

에센셜 오일을 사용하는 방법

- 집안에 향을 내기 위해 마음에 드는 오일을 선택하여 디퓨저에 몇 방울 떨어뜨린다.
- 분무기에 물과 약간의 오일을 혼합한 다음 가구, 카펫, 침구류 등에 분사한다.
- 세탁기나 건조기를 돌릴 때 약간의 오일을 첨가한다.
- 집의 바닥 등을 청소할 때 사용한다.
- 마사지 오일에 첨가한다. 코코넛 오일 같은 캐리어 오일 세 방울에 에센셜 오일을 한 방울 넣어 희석시키면 피부 자극을 줄일 수 있다.
- 목욕할 때 물에 에센셜 오일을 몇 방울 떨어뜨리면 긴장 완화 효과를 높일 수 있다.

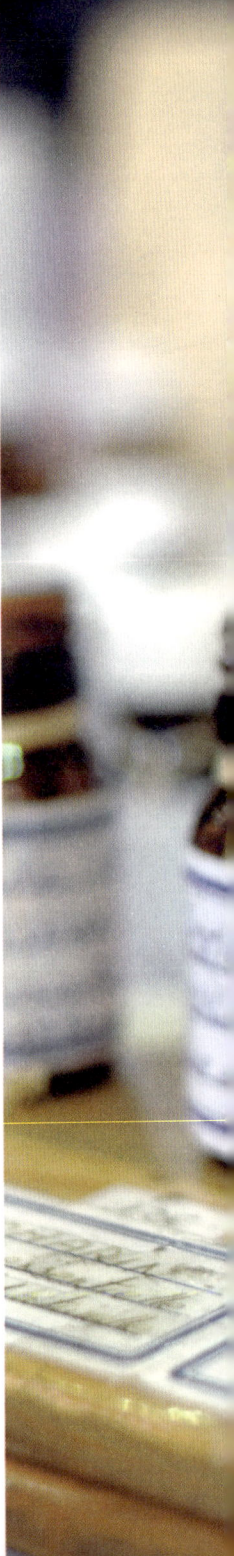

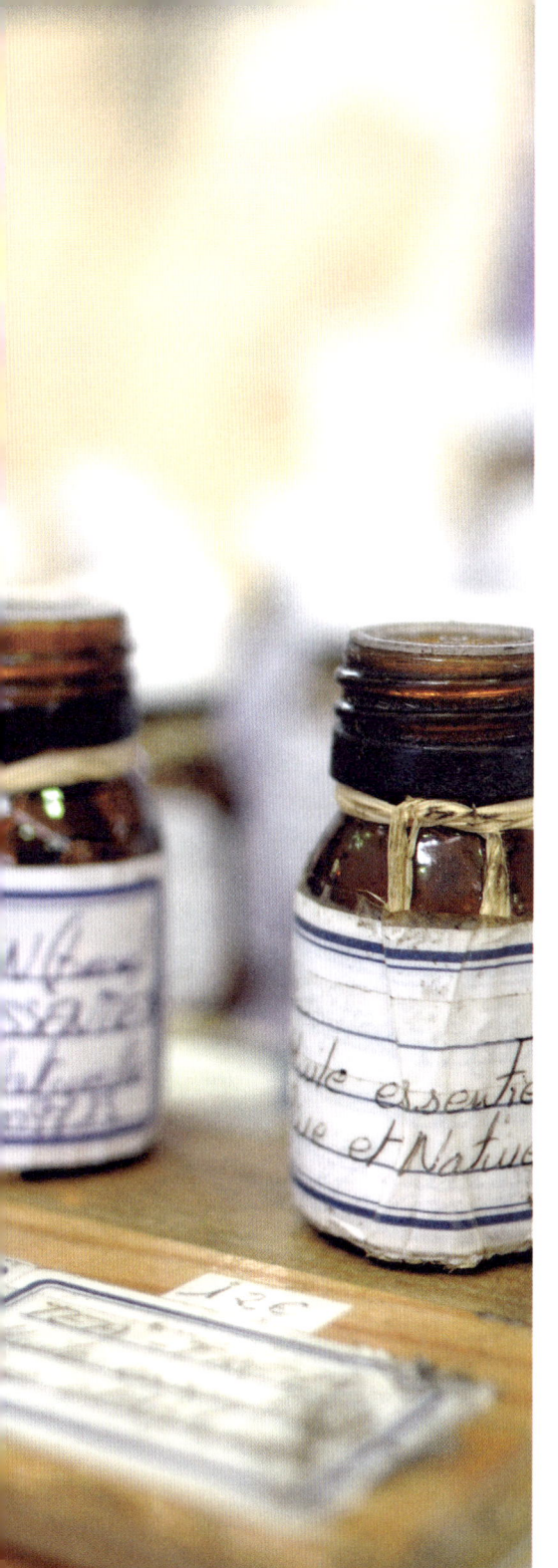

나무에서 추출한 에센셜 오일

나무에서 추출한 향이 만들어내는 신체적 긴장 완화 효과에 대한 연구를 다수 수행했고 그 결과 실험 대상자들에게서 혈압이 낮아지고 부교감신경계 활동(긴장이 완화될 때 증가)이 증가하며 전두엽 활동이 진정되는 것이 관찰되었다. 이때 실험 대상자들은 다양한 종류의 나무 오일의 향을 흡입했고 여기에는 흔히 히노키(hinoki)라고 불리는 편백,[56] 편백 잎,[57] 타이완 히노키,[49] 나한백(Thujopsis wood) 등이 포함되었다. 하지만 이러한 효과는 실험 대상자가 좋아하는 향을 맡았을 때만 발생했고 싫어하는 향의 경우에는 발생하지 않았다.

지금까지 언급한 나무는 모두 이러한 유익한 효과를 지닌 것으로 드러났으므로 좋아하는 향이라면, 어떤 것이든 나무에서 추출한 에센셜 오일을 선택하면 된다.

향나무

향나무 오일은 이미 수백 년 전부터 사용되었다. 많은 사람이 향나무 오일이 지닌 따뜻한 나무 향이 마음과 몸을 진정시켜 강력한 긴장 완화 효과를 제공하고 활력과 행복감을 촉진한다.

수종 설명

향나무 오일은 연필향나무(Red Cedar, *Juniperus virginiana*)에서 추출한다. 이는 북미 동부에서 자생하는 상록침엽수다. 고도가 높은 지대에서도 생육이 원활하며 최장 30미터까지 자란다.

화학적 성질

향나무 오일은 세스퀴테르펜(sesquiterpene)이라는 화합물들을 함유하고 있다. 이 성분을 함유한 에센셜 오일은 진정 효과를 촉진하고 감정의 균형을 잡아주는 능력이 있다고 알려져 있다.

사용법과 효능

- 지친 하루를 마친 뒤 스스로를 진정시키고 긴장을 완화하는 환경을 만들고 싶다면 디퓨저에 3~4방울 넣는다.
- 운동 효과를 향상시키고 싶다면 오일 1~2방울을 가슴에 마사지하라. 이렇게 하면 운동 전에 활력을 증진시킬 수 있다.
- 낯선 상황에 처해 혼란스러울 때는 삼나무 향을 맡아라. 마음이 진정될 것이다.
- 집, 사무실, 또는 작업장에 향나무 오일이 퍼지게 하라. 이렇게 하면 자신감과 자존감이 높아질 것이다.

더글라스 퍼

깨끗하고 신선한 나무 향을 지닌 더글라스 퍼 오일은 긍정적인 감정을 촉진하고 집중력을 향상시킨다고 알려져 있다. 또한 피부를 깨끗하고 맑게 하며 기도(氣道)를 정화하는 데도 사용된다.

수종 설명

더글라스 퍼(Douglas Fir, *Pseudotsuga menziesii*)는 북미 전역에서 서식하는 침엽수로 크리스마스 트리로 사용된다. 오일은 달콤하고 신선한 레몬 향을 지녔다.

화학적 성질

더글라스 퍼에는 베타피넨(β-pinene)이라는 성분이 풍부해 기도를 깨끗하게 하는 능력이 있다. 또한 알파피넨도 함유하고 있는데, 이 성분은 다른 향과 섞지 않고 단독으로 흡입했을 때 긴장 완화 효과를 제공한다(173쪽 참고).

사용법과 효능

- 와일드 오렌지, 레몬 또는 베르가못 오일과 혼합하여 디퓨저에 담으면 기분을 좋게 만들고 집중력을 향상시키며 공기를 맑게 만들 수 있다.
- 세안제나 목욕제에 한 방울 혼합하면 피부를 청결하게 하고 긴장을 완화하며 원기를 회복할 수 있다.
- 코가 막혔을 때는 손바닥에 2~3방울 떨어뜨린 다음 손바닥을 서로 비빈다. 그리고 그 향을 깊이 마시자.
- 더글라스 퍼 오일을 같은 양의 윈터그린(wintergreen) 오일과 혼합하면 긴장을 풀어주는 마사지 오일로 사용할 수 있다. 피부에 자극이 된다면 코코넛 오일을 약간 섞어 희석시킨다.

유칼립투스

민트 향은 물론 장뇌 향이라는 독특한 특징을 지닌 유칼립투스는 정신을 맑게 만들고 긴장을 줄이는 데 사용된다. 정화하는 특성 때문에 권장되며, 피부에 효과를 보일 수 있고 기도를 깨끗하게 한다.

수종 설명

유칼립투스(Eucalyptus, *Eucalyptus radiata*)는 키가 큰 상록수로서 20미터 높이까지 자라는 호주 자생종이다.

화학적 성질

유칼립투스 오일에 함유된 방향 화합물은 유칼리프톨(eucalyptol)과 알파테르피네올(α-terpineol)이며, 기도를 열어주어 호흡을 원활하게 한다. 또한 긴장을 완화해주는 것으로 알려져 마사지 오일로 이상적이다.

사용법과 효능

- 분무기에 물을 담고 유칼립투스 오일을 몇 방울 섞고 원할 경우 여기에 같은 양의 레몬 오일이나 페퍼민트 오일을 추가한다. 주방이나 욕실 표면을 닦는 데 사용한다.
- 샤워할 때 손바닥에 몇 방울 떨어뜨린 다음 이를 코에 대고 숨을 깊이 들이마신다. 이렇게 하면 피로를 회복하고 활력을 높일 수 있다.
- 방에 방향제로 사용할 때는 디퓨저에 3~4방울 떨어뜨린다.
- 코코넛 오일에 유칼립투스 오일 1~2방울을 넣어 희석시킨 다음 긴장을 풀어주는 마사지 오일로 사용하라.

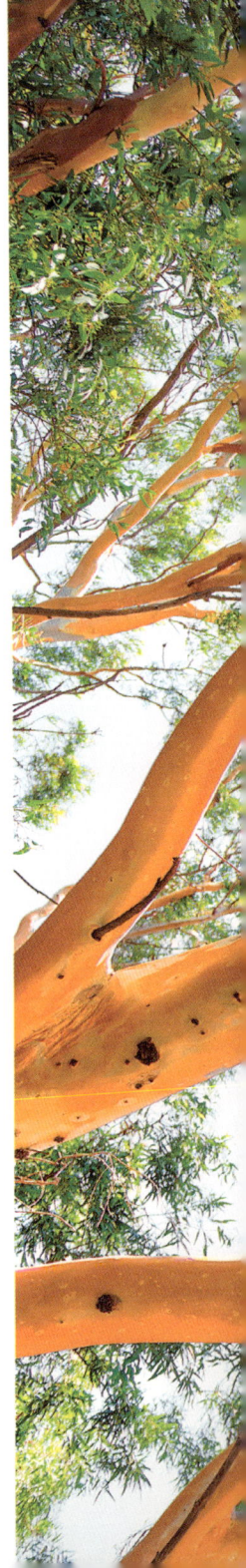

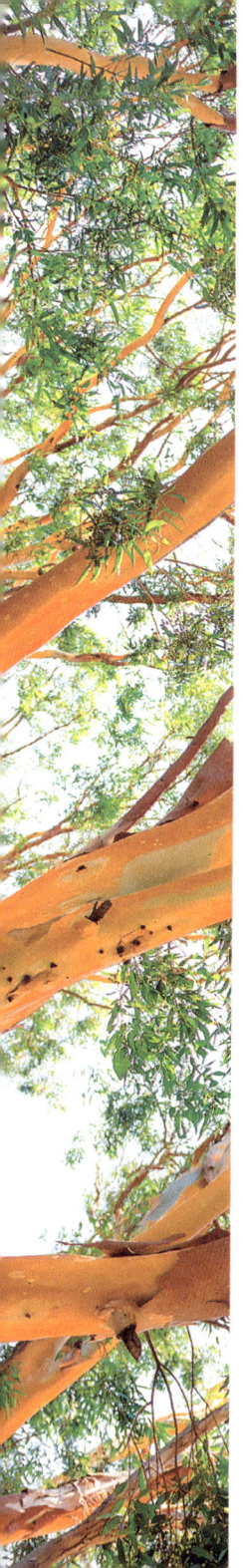

나한백

향나무 오일과 동일하게 강렬하고 나무 향이 나는 나한백 오일은 항균 기능 때문에 오랫동안 사용되어 왔으며 벌레 퇴치에 효과적이다. 또한 우리의 최근 실험에 따르면 긴장 완화를 돕는 데 유효한 도구가 될 수 있다는 사실이 드러났다.

수종 설명

나한백(Thujopsis wood, *Thujopsis dolabrata*)은 침엽수로서 일본에서 아스나로(翌檜)라고 알려진 일본 자생종이다. 일본에서는 가정의 정원이나 신사 근처에서 이 나무가 종종 발견된다.

화학적 성질

나한백 오일에 함유된 세 가지 주요 화합물은 투욥센(thujopsene), 히노키티올(hinokitiol), 베타돌라브린(β-dolabrin)이다. 히노키티올은 항진균성, 항균성, 항바이러스성, 항염증성을 지닌 것으로 알려져 있다.

사용법과 효능

- 고된 하루를 마치고 나한백 오일 3~4방울 떨어뜨린 뜨거운 욕조에 몸을 담그면 기분을 좋게 만들 수 있다.
- 방취제로서 집, 사무실, 자동차에 향기를 피우면 악취를 방지하고 스트레스와 불안감을 줄일 수 있다.
- 습진이나 건선이 생겼을 때 코코넛 오일 같은 베이스 오일에 몇 방울 섞어 희석시킨 다음 피부에 바르면 염증을 줄일 수 있다.
- 분무기에 물을 채운 다음 나한백 오일을 몇 방울 섞어 벌레를 퇴치하거나 집안을 살균하는 데 사용하자.

시베리아 전나무

상쾌한 소나무 향과 약간의 발삼(balsamic) 향을 지닌 시베리아 전나무는 감정의 균형을 잡고 불안감을 완화하는 데 도움을 준다. 경험적으로 이는 진정 효과와 긴장 완화 효과를 지닌 것으로 알려졌다.

수종 설명

시베리아 전나무(Siberian Fir, *Abies sibirica*)는 키가 큰 상록침엽수로 러시아와 캐나다 자생종이다. 가혹한 환경에도 잘 견뎌 영하 50도 이하의 기온에서도 생존한다.

화학적 성질

시베리아 전나무에는 초산 보르닐(bornyl acetate)이 풍부하게 함유되어 있다. 이는 신체적 긴장 완화를 촉진하는 것으로 알려졌다.

사용법과 효능

- 피부를 진정시키고 몸의 긴장을 완화하기 위해서는 중성 마사지 오일에 몇 방울 첨가한다. 격렬한 신체 활동을 한 다음에 특히 효과가 뛰어나다.
- 디퓨저에 3~4방울 첨가하면 호흡이 부드러워지는 것은 물론 감정을 차분하게 만들고 진정 효과를 제공한다.
- 시베리아 전나무는 가정과 직장에서 힘든 상황에 처했을 때 스트레스를 줄이는 데 도움이 될 수 있다. 손바닥에 몇 방울 떨어뜨려 비빈 다음 향을 깊이 들이마신다.
- 코코넛 오일 약간에 시베리아 전나무 오일 1~2방울을 넣어 희석하여 사용하면 경미한 피부 염증을 완화하는 데 도움이 된다.

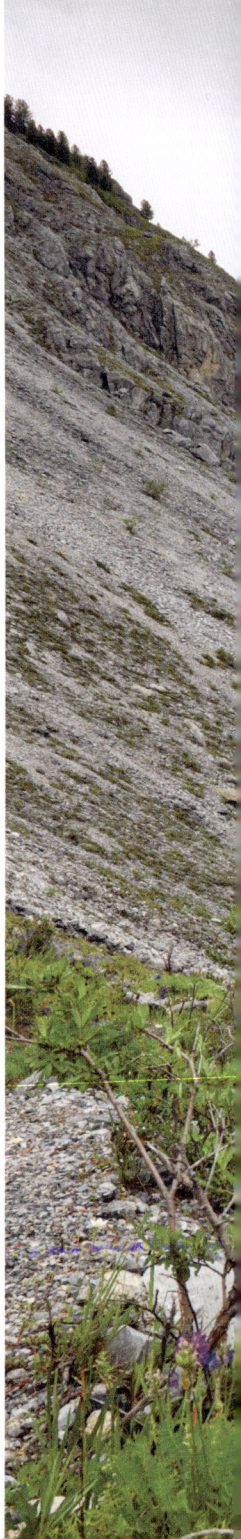

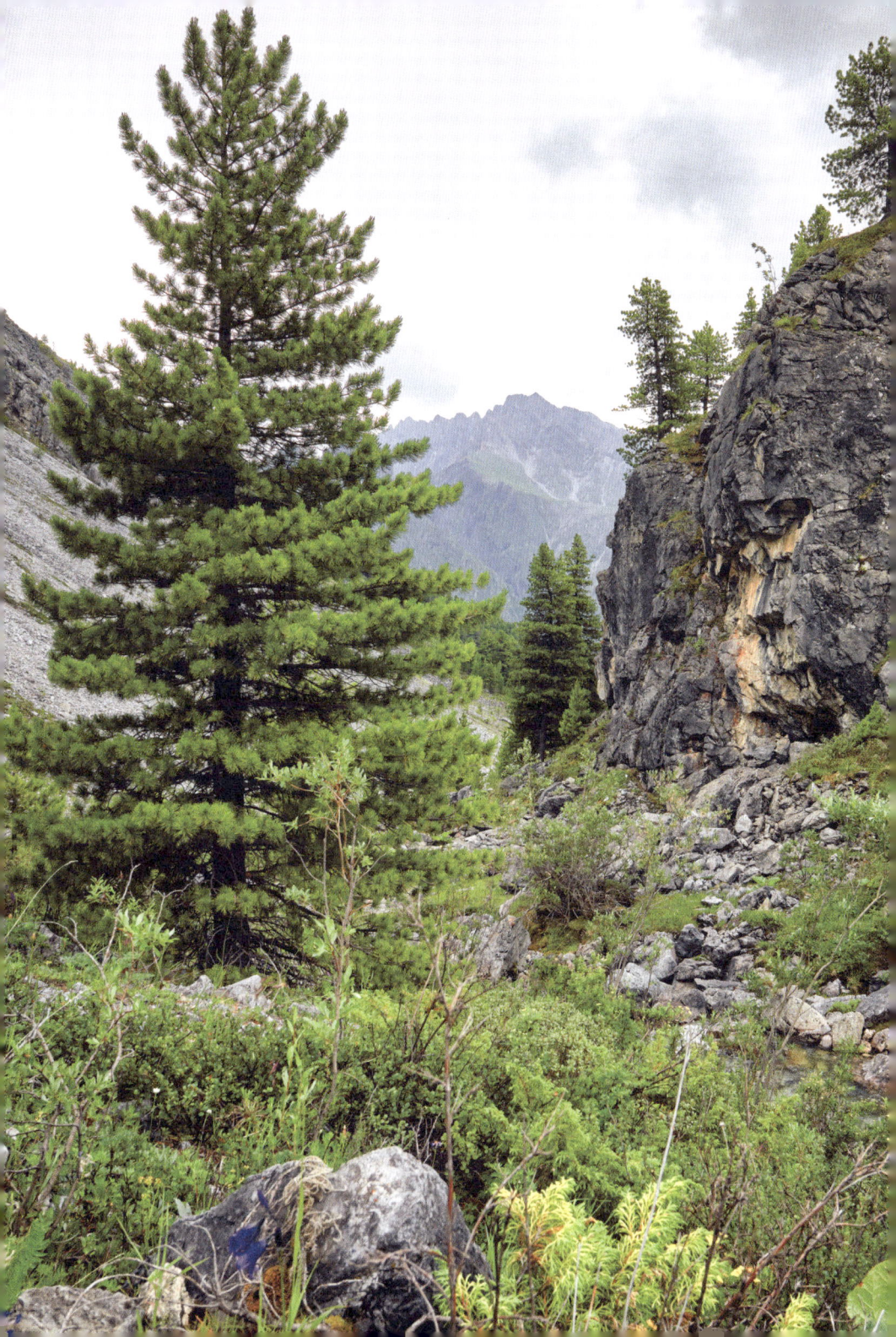

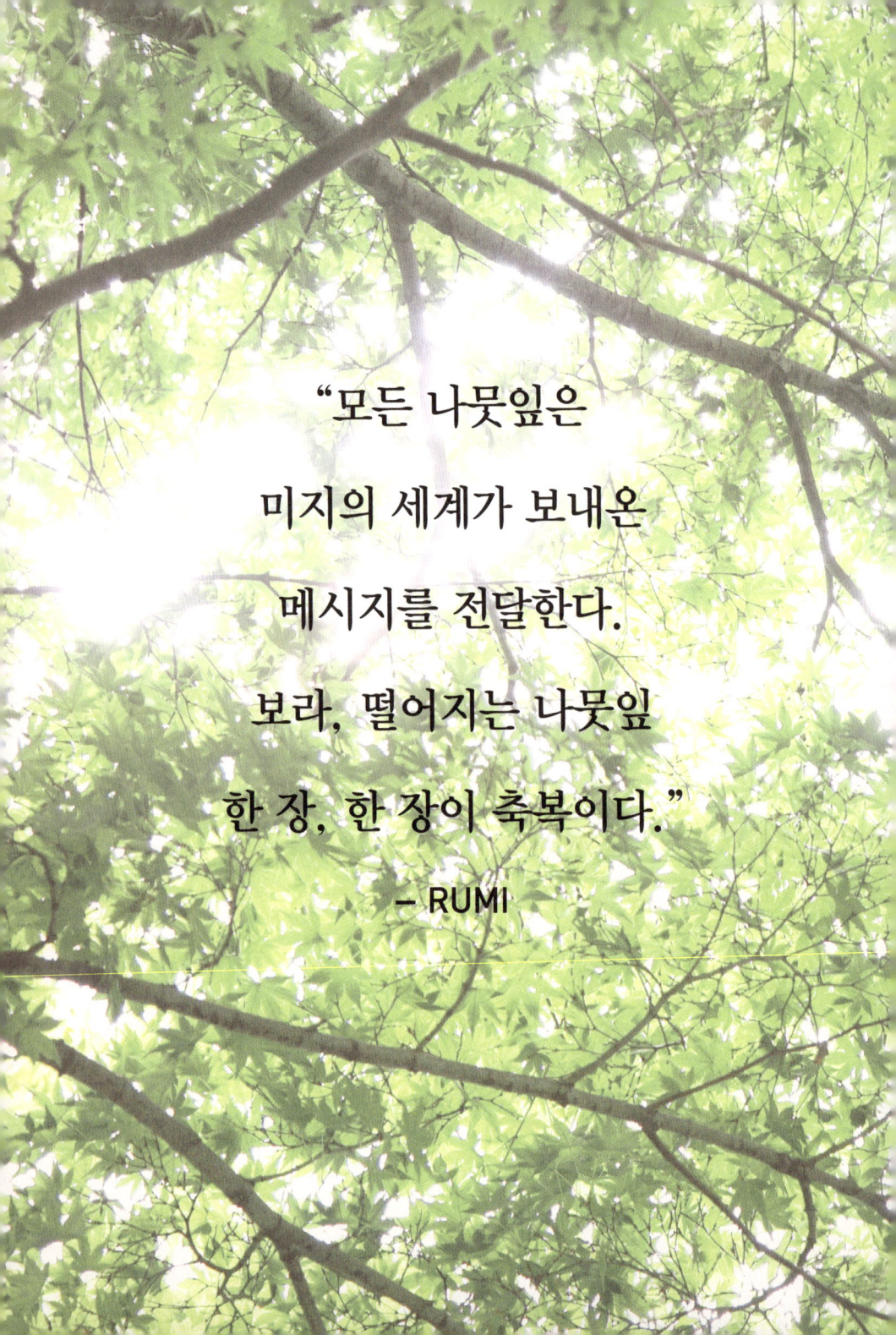

제5장

—

자연 치유의
과학적 근거

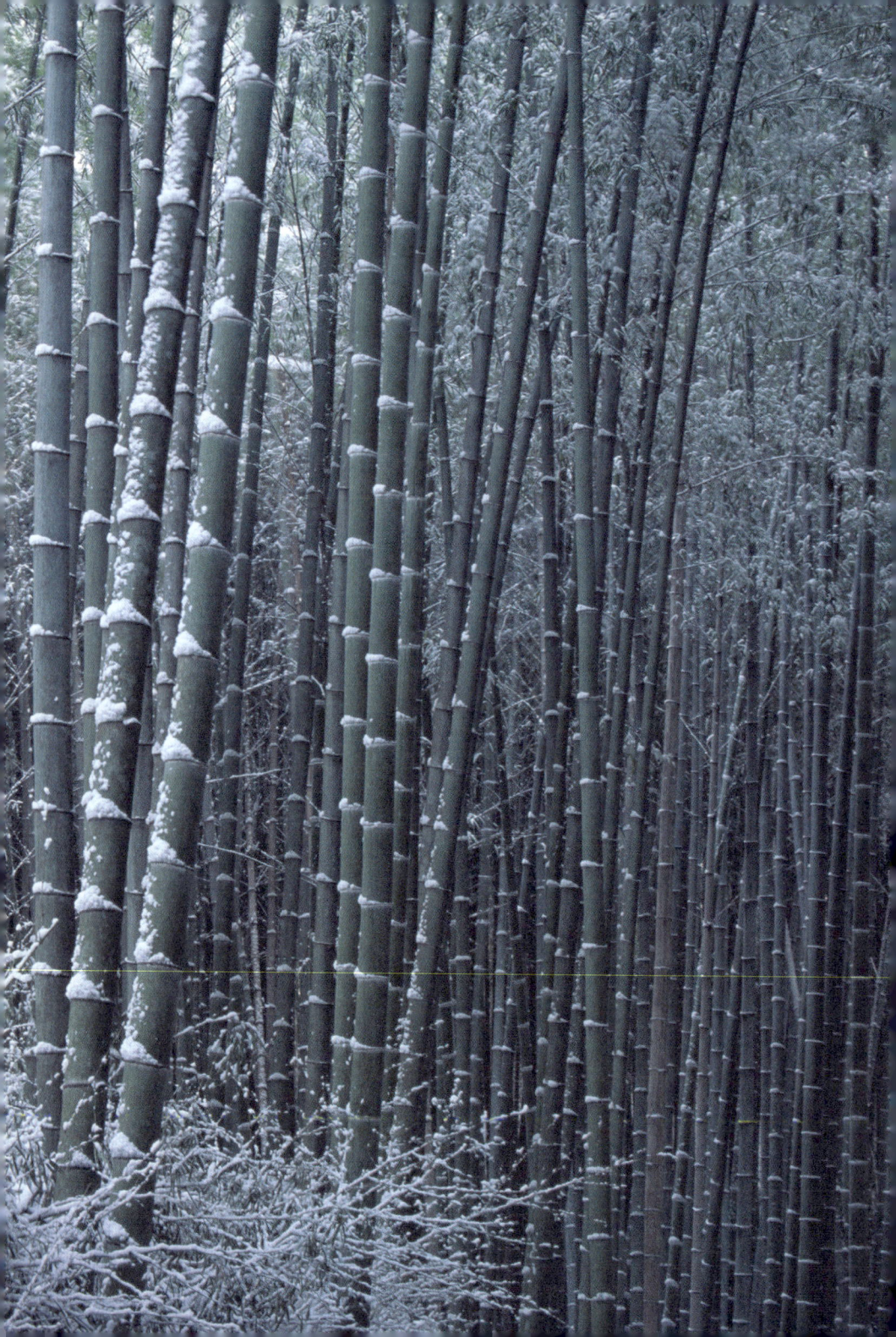

인간의 몸은 수백만 년 동안 진화하면서 자연에 적응해왔기 때문에 저절로 자연 환경과 일치된다. 자연에 둘러싸여 있을 때 인간은 편안함을 느끼고 인간의 몸은 긴장이 완화된다. 인간은 대부분 직관적으로 이러한 느낌을 인지하지만 최근까지 이를 증명할 증거가 없었다. 가장 큰 원인은 적절한 연구 방법이 확립되지 않았기 때문이며 이러한 긴장 완화 효과를 측정할 수 있는 방법은 설문조사뿐이었다. 즉, 연구가들이 시험에 참가한 사람들에게 얼마나 긴장이 완화되는 것을 느꼈는지 묻는 방법이 전부였다. 하지만 이제 상황이 많이 달라졌다.

이제 과학자들은 자연 치유가 인간의 몸에 미치는 생리적 영향을 측정하는 보다 정확한 방법을 찾는 데 노력하고 있다. 그 결과 새롭고 의미가 있는 결과들이 드러나기 시작했다. 이 장에서는 인체에서 스트레스를 어떻게 측정하는지를 설명하고 다양한 자연 치유에 대한 나의 연구를 상세하게 다룰 것이다.

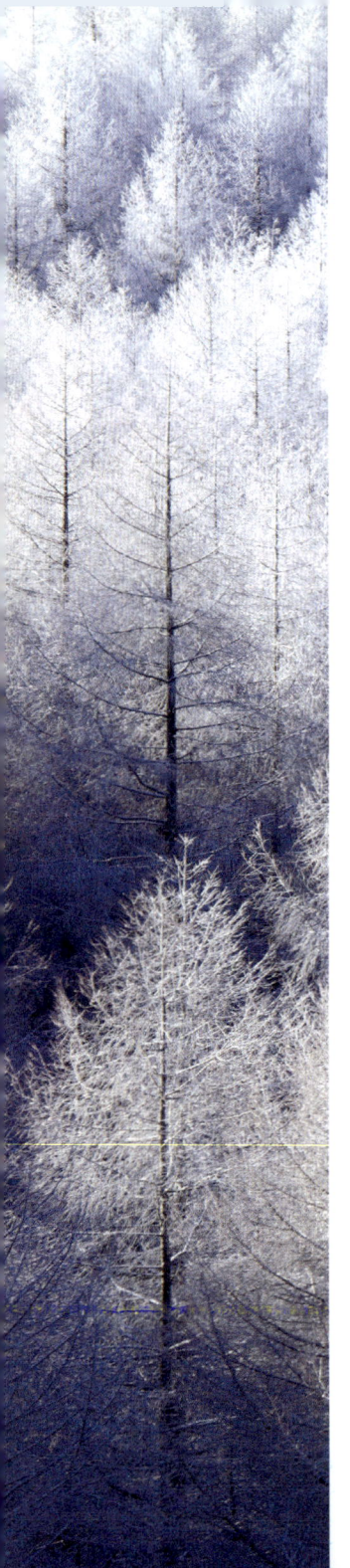

스트레스는 어떻게 측정하는가?

자연의 긴장 완화 효과를 측정하기 위해서는, 평소 인간의 몸이 얼마나 스트레스를 받는지, 또는 긴장이 완화되었는지를 정확하게 측정할 수 있어야 한다. 인간의 몸에서 스트레스와 긴장 완화의 수준을 측정할 수 있는 방법은 크게 네 가지가 있다.

- **뇌 활동 측정**: 긴장 완화 수준이 높아지면 뇌의 활동은 감소한다.
- **자율신경계의 활동 측정**: 스트레스가 증가하면 교감신경계의 활동이 증가하는 반면 부교감신경계의 활동은 줄어든다.
- **침에 함유된 스트레스 표지 측정**: 스트레스가 증가하면 스트레스 지표의 수치가 증가한다.
- **면역 활동 측정**: 스트레스가 증가하면 자연 살해 세포의 활동이 감소한다.

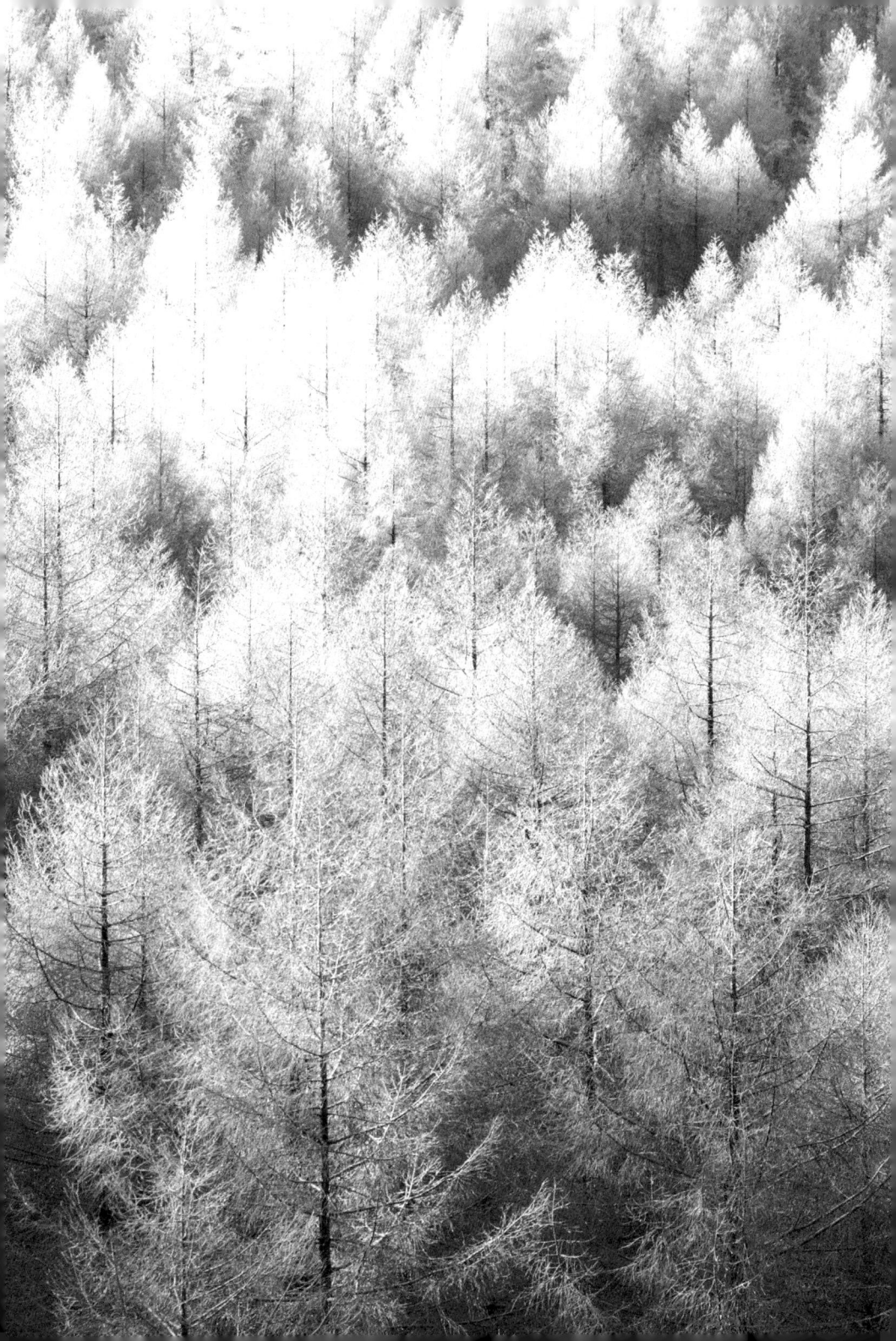

뇌 활동 측정하기

이제 긴장이 완화된 상태에서 인간 뇌의 전두엽 활동이 감소한다는 사실이 밝혀졌다. 전두엽 활동을 위한 에너지를 얻기 위해 뇌는 산소를 필요로 하고 산소는 혈액의 헤모글로빈에 의해 필요한 곳으로 옮겨진다. 그러므로 뇌에서 산화된 헤모글로빈의 농도를 측정함으로써 뇌 활동을 측정할 수 있다.

현재 사용 가능한 것 가운데 자연 치유 연구에서 헤모글로빈 농도를 측정하는 최고의 방법은 근적외선 분광분석법(near-infrared spectroscopy, NIRS)이다. 이는 붉은색의 근적외선을 이마를 통해 뇌로 조사하는 방법이다. 혈액의 헤모글로빈에 의해 얼마나 많은 빛이 흡수되는지를 측정함으로써 헤모글로빈의 농도를 측정하여 이를 토대로 뇌 활동 수준을 측정할 수 있다.

과학자들은 크기가 작고 가벼우며 휴대할 수 있는 NIRS 장비를 개발했고, 숲에서 수치를 직접 측정할 수 있게 되었다. 실험 대상자의 왼쪽과 오른쪽 이마에 센서를 부착해야 하지만 20초 정도밖에 걸리지 않으므로 불편함을 최소화할 수 있다.

뇌 활동은 시간분해 분광분석법(time-resolved spectroscopy, TRS)으로 측정할 수도 있다. 이 방법의 가장 큰 장점은 뇌 활동의 절대적 수치를 측정한다는 것이다. 근적외선 분광분석법 같은 다른 방법은 센서를 부착한 상태에서 시험 대상자들이 요법을 진행하는 동안에만 뇌 활동이 증가했는지, 또는 감소했는지를 측정할 수 있다. 일단 센서를 떼고 나면 다음 번 요법 실행 때까지 측정이 불가능하므로 며칠, 또는 몇 주 동안의 실험 대상자 뇌 활동을 비교할 수 없다. 하지만 시간분해 분광분석법을 사용하면 장시간 동안의 변화를 측정할 수 있다.

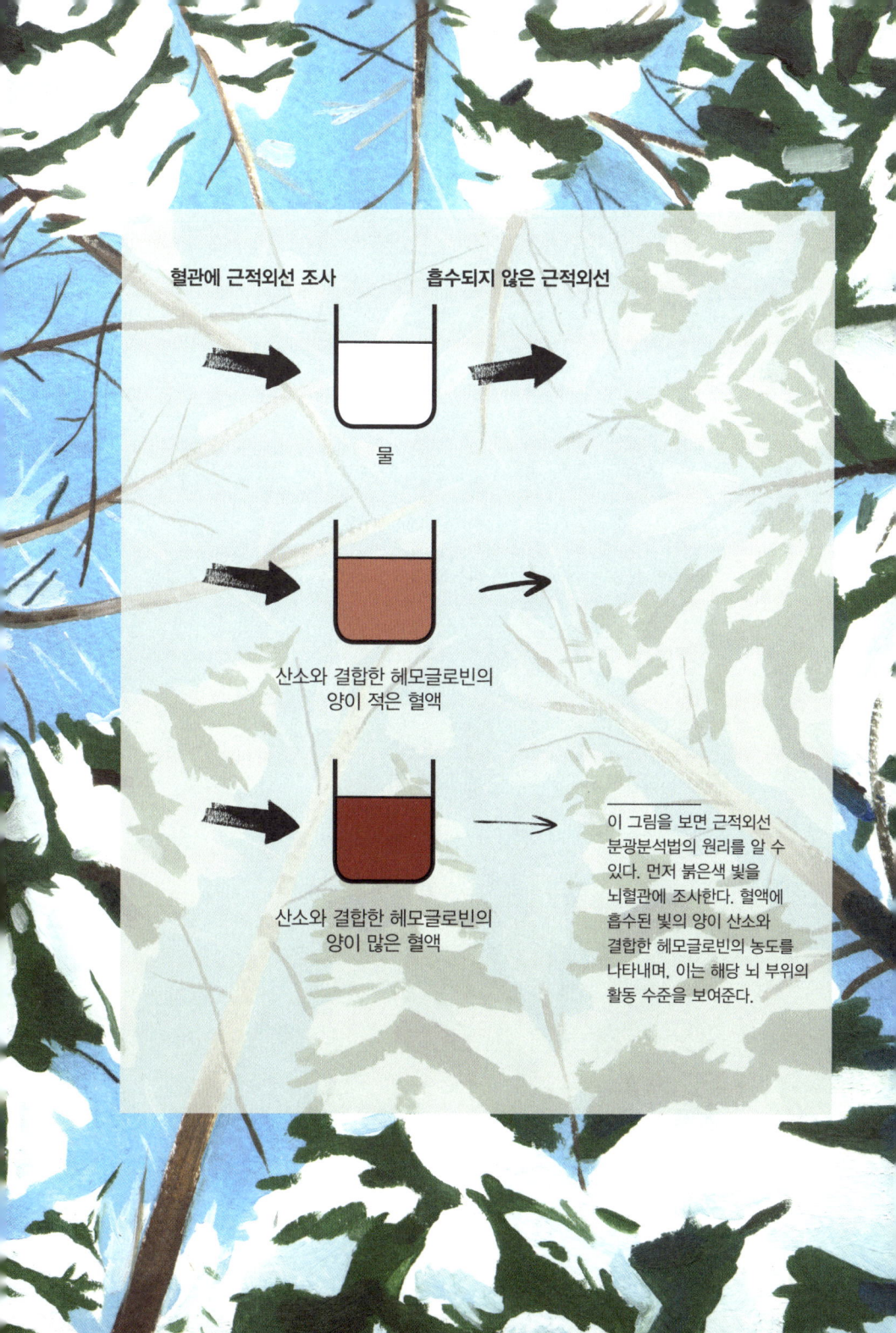

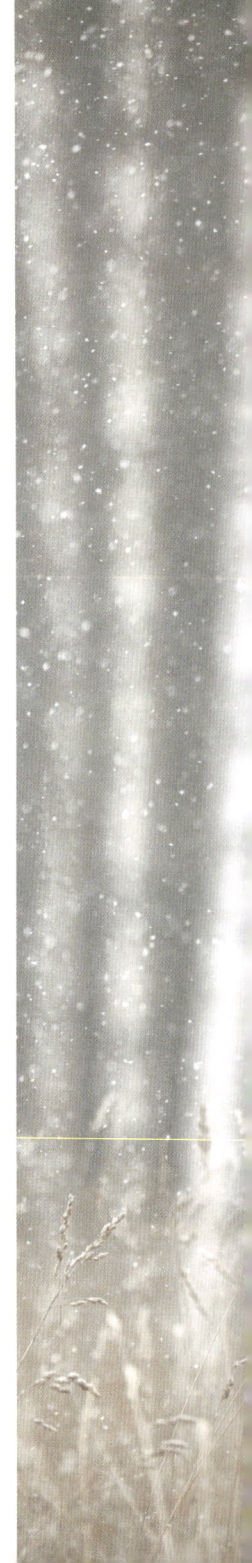

자율신경계 활동 측정하기

긴장이 완화되었을 때 뇌의 부교감신경계 활동이 증가하는 반면 스트레스를 받는 동안 교감신경계 활동이 증가한다는 사실이 밝혀졌다. 따라서 교감신경계와 부교감신경계 활동을 측정함으로써 얼마나 스트레스를 받고 있는지, 긴장이 완화되었는지를 측정할 수 있다. 또한 심장박동수를 측정하는 방법으로도 알아볼 수 있다.

심장은 규칙적으로 뛰는 것 같지만 실제로 박동 사이의 시간 간격은 다양하다. 이러한 변화를 분석함으로써 우리는 이제 부교감신경과 교감신경계의 활동 측정치를 만들어낼 수 있다. 이 방법은 심장박동 계수(heart rate variability, HRV)라고 부르며 인체 내에서의 긴장 완화와 스트레스를 정밀하게 기록할 수 있다.

HRV는 주로 손가락 혈관의 펄스파를 감지하는 장치를 사용하여 측정된다. 펄스파 사이의 간격은 심장박동 사이의 간격과 일치하는 것으로 알려져 있다. 장치에 손가락 끝만 대면 측정이 가능하므로 이는 HRV를 가장 쉽게 기록하는 방법이다.

과거에는 혈압과 심장박동(맥박수)을 측정하는 전통적인 방법을 사용하여 자율신경계의 활동만을 측정할 수 있었다. 하지만 이 방법들은 부교감신경과 교감신경계 활동을 분리해서 보여줄 수 없었다. 심장박동 계수를 사용하면 이 두 가지를 따로 측정할 수 있으므로 훨씬 유용한 방법이다. 자연 치유 연구에서 우리는 더욱 명확한 그림을 얻기 위해 심장박동 계수, 혈압, 그리고 심장박동수(맥박수) 세 가지 측정법을 모두 사용한다.

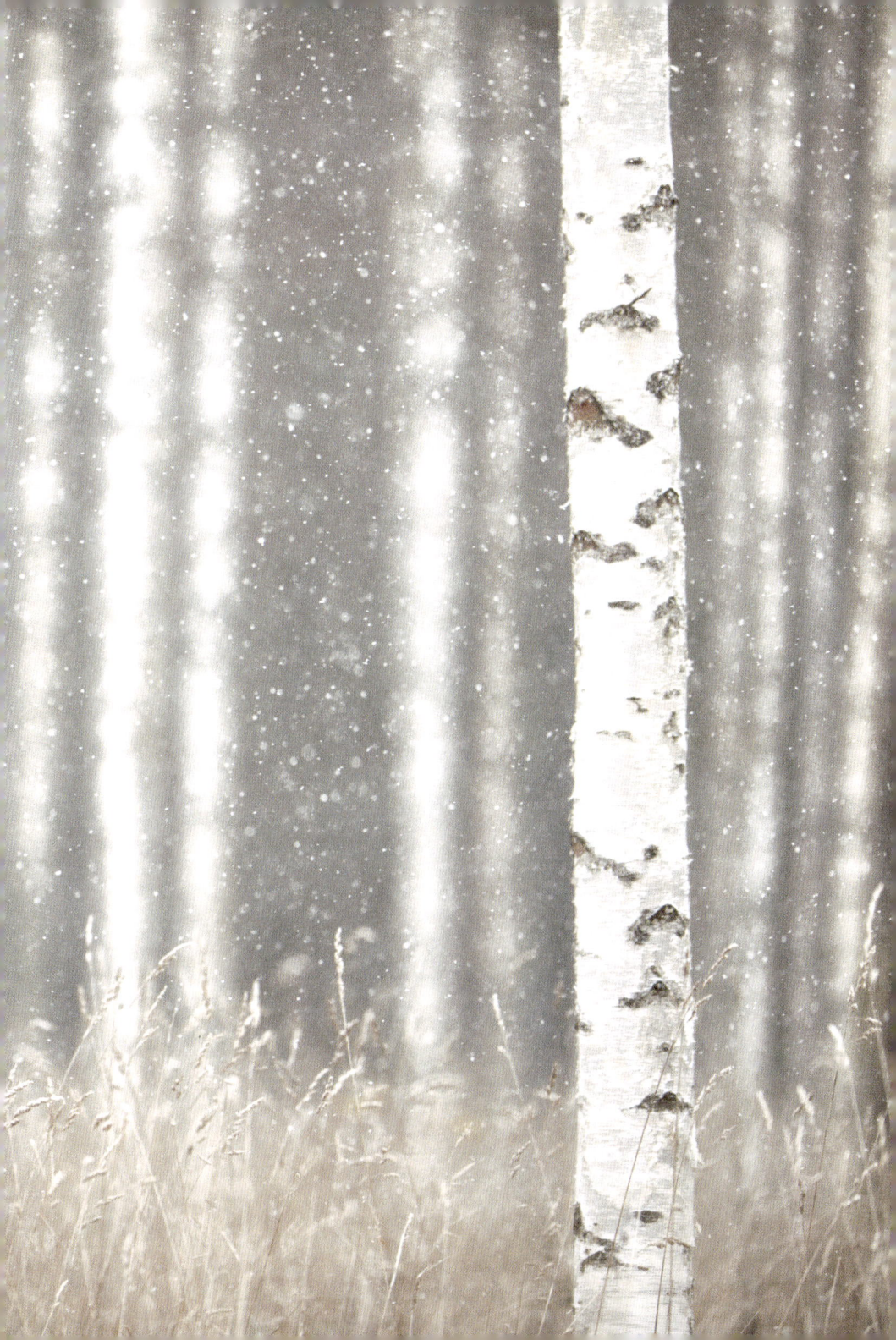

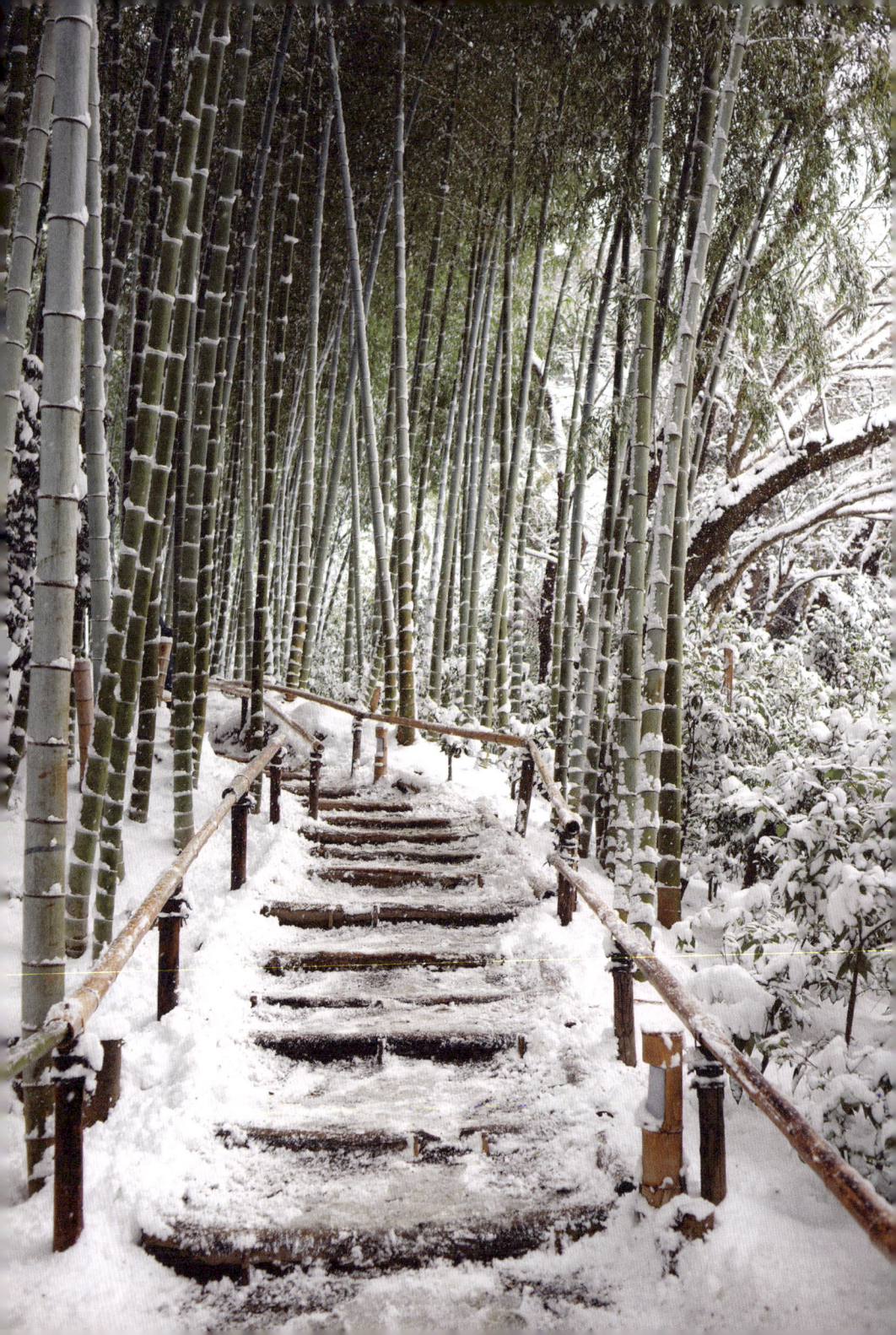

침 안에 함유된 스트레스 지표 측정하기

코르티솔(cortisol)은 스트레스를 받을 때 부신에서 분비되는 호르몬이다. 인체 내의 코르티솔 수치는 침을 검사함으로써 측정할 수 있으며, 이를 통해 얼마나 스트레스를 받았는지를 알 수 있다.

알파아밀라아제(α-amylase)는 섭취한 음식에 함유된 전분을 분해하는 효소로서 침과 담즙 두 가지 모두에서 발견된다. 교감신경계 활동 수준에 따라 침 안의 알파아밀라아제의 농도가 달라진다는 사실은 이미 밝혀졌다.

코르티솔과 알파아밀라아제로 스트레스 지표를 알 수 있기 때문에 침을 검사함으로써 실험실과 현장 실험 모두에서 측정할 수 있다. 하지만 데이터를 수집할 때 주의해야 한다. 코르티솔 수치는 하루에도 시간대별로 달라지므로 결과를 비교하기 위해서는 매일 같은 시각에 측정해야 한다. 또한 알파아밀라아제 수치를 측정하는 장비는 효소 반응을 이용하므로 기온이 낮으면 수치도 낮아진다. 따라서 일정한 온도에서 측정한 데이터를 수집해야 한다.

면역 기능 측정하기

림프구는 면역계에서 핵심적인 역할을 하는 백혈구로, 자연 살해 세포는 이러한 림프구의 한 가지 유형이다. 자연 살해 세포는 인체의 방어체계 최전선을 형성하여 종양에 맞서 우리의 몸을 지키고 감염원을 공격한다. 자연 살해 세포 활동의 수준과 스트레스, 또는 긴장 완화 수준이 밀접하게 연관되었다는 사실은 이미 알려져 있다. 스트레스가 증가하면 자연 살해 세포 활동이 감소하여 감염 및 종양 세포와 싸우는 능력이 감소한다.

자연 살해 세포는 스트레스 때문에 면역력이 약해진 실험 대상자의 면역기능을 자연 치유가 어떻게 향상시키는지를 명확하게 보여줄 수 있는 지표가 된다. 그러나 자연 살해 세포 수준은 혈액 검사로 측정되므로 실험 대상자가 숲이나 도시를 걷는 동안 수행하기에 그다지 쉽지는 않다.

자연 치유의 과학적 근거   139

현장과 실험실에서의 측정

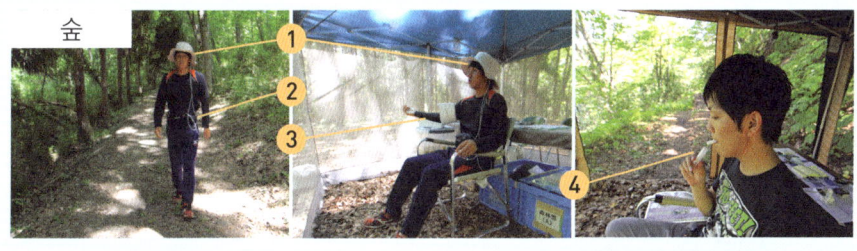

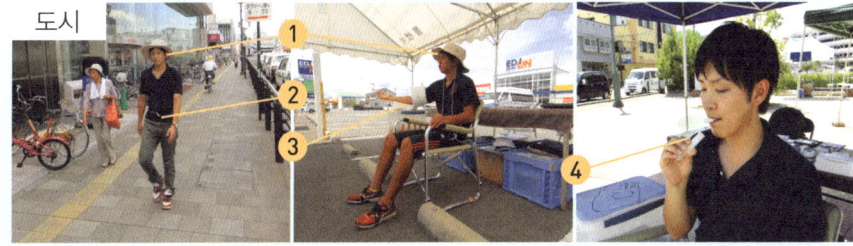

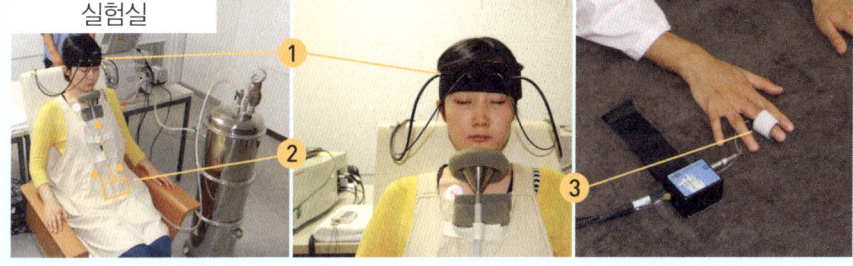

1. 전두엽 뇌 활동을 측정하는 센서들
2. 자율신경계 활동을 기록함으로써 심박동수와 HRV를 측정하는 장비
3. 혈압 측정
4. 코르티솔 수치를 측정하기 위한 침 샘플

위의 사진들은 실험실 및 도시와 숲 현장에서 데이터를 수집하는 모습을 담고 있다. 여기에는 실용적이고 실험 대상자가 이동하는 동안 사용할 수 있는 장비가 사용되었다.

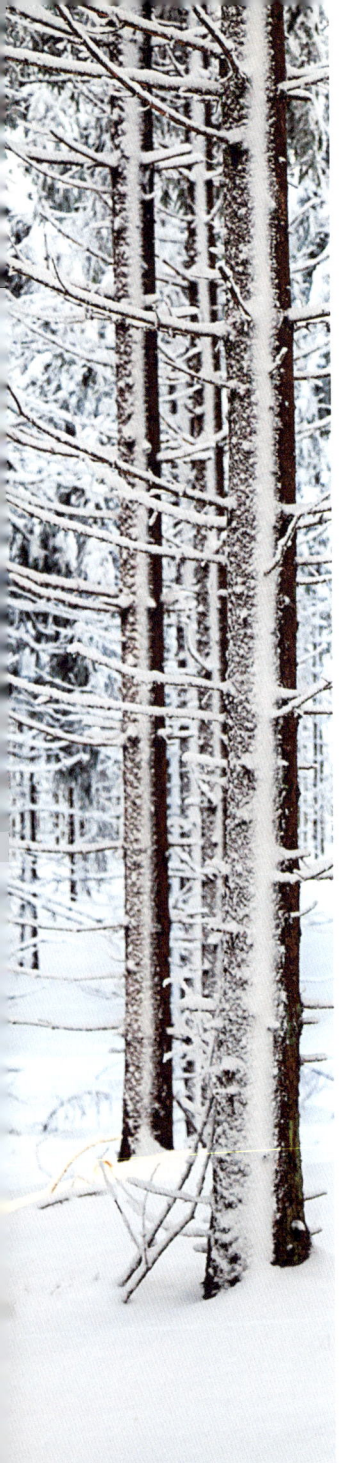

삼림 치유 연구

2005~2017년 사이, 삼림 치유가 육체적, 정신적으로 미치는 영향을 연구하기 위해 우리는 지바 대학 환경, 건강, 전원 과학 센터, 삼림총합연구소와 합동 연구를 진행했다.

우리는 먼저, 전 세계에서 이미 완료된 연구를 검토했다. 하지만 숲이 제공하는 생리적 영향과 관련한 내용은 전혀 찾을 수 없었다. 결국 우리는 처음부터 실험을 어떻게 구성할지 생각하기 시작했다. 두 달 동안 실험을 어떻게 구성할지 끊임없이 생각하고 머릿속으로 가상 실험을 한 기억이 아직도 생생하다.

우리는 실험을 어디서 진행할지부터 결정해야 했다. 삼림욕의 효과를 명확히 밝히기 위해서는 우리의 실험 결과와 비교할 것이 필요했다. 따라서 우리가 살고 있는 도시 환경과 삼림욕을 비교하기로 결정했다.

실험 1: 삼림 치유는 효과가 있는가?

우리는 오키나와에서 홋카이도까지 일본 전역의 63개의 숲에서 실험을 진행했다. 그리고 대조 실험으로서 같은 실험들을 도시 지역에서 실시했다.

일본은 남북으로 가늘고 긴 지형이므로 지역마다 다양하고 독특한 숲을 보유하고 있다. 그렇기 때문에 실험을 위한 장소를 선택하는 일이 매우 중요했다. 우리는 각 지역의 전형적인 숲을 선택하여 특정한 지점을 실험 장소를 선택하기 전에 두 번씩 점검했다. 실행된 실험에는 지역별로 숲과 도시 두 가지 장소에 연구원 20명, 실험 대상자 12명이 투입되었고 두 장소에서 동시에 진행하기로 계획을 세웠으므로 사전 준비가 성패를 좌우할 열쇠였다.

실험 대상

우리는 12개 지역의 대학생들을 실험 대상자로 선정했다. 모두 비흡연자이며 복용하는 약이 없었다. 그 수는 모두 756명이었고 그 가운데 남성이 684명, 여성이 72명이었다. 각 지역에서 우리는 대상자를 반으로 나눠 실험 첫 날에 여섯 명을 숲 지역으로, 나머지 여섯 명을 도시 지역으로 보냈다. 두 번째 날에는 교차점검을 위해 숲으로 보냈던 실험 대상자는 도시 지역으로, 도시 지역으로 보냈던 실험 대상자는 숲으로 보냈다.

실험 방법

각각의 실험 대상자는 오전에는 15분 동안 걷고 오후에는 15분 동안 앉아서 눈앞의 풍경을 감상했다. 실험이 진행되는 동안 우리는 다음과 같은 사항을 측정했다.

- 심장박동 계수를 이용한 자율신경계 활동(134쪽 참고)
- 맥박수(134쪽 참고)
- 혈압(134쪽 참고). 혈압 수치는 120/80처럼 두 가지 숫자로 이루어진다. 높은 숫자는 수축기(systolic) 혈압(심장이 박동하여 전신으로 혈액을 보낼 때 가장 높은 압력)이고 낮은 숫자는 이완기(diastolic) 혈압(박동 사이에 심장의 긴장이 풀릴 때의 가장 낮은 압력)이다.
- 실험 대상자 침에 함유된 스트레스 지표인 코르티솔(137쪽 참고)
- 일련의 질문을 통해 알아본 실험 대상자의 기분

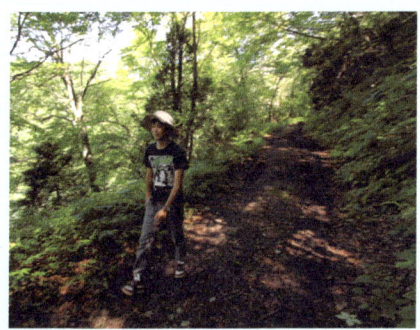
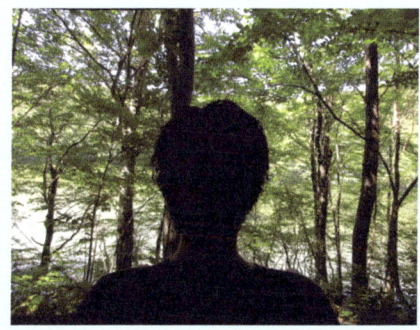
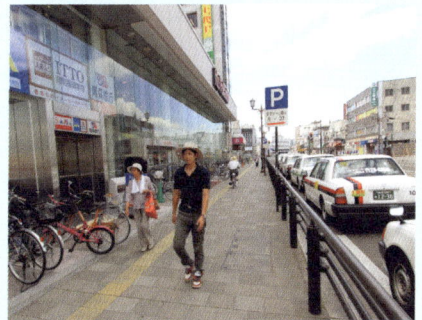
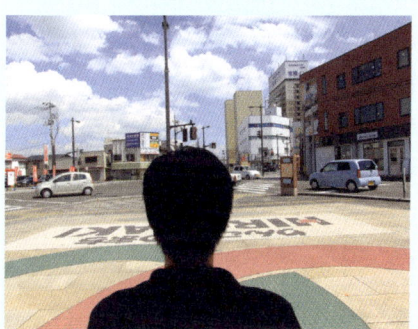

실험 대상자들을 오전에 천천히 숲이나 도시 지역을 걷게 하고(왼쪽), 오후에는 앉아서 눈앞의 풍경을 바라보게 했다(오른쪽). 그리고 다음 날에는 숲에서 실험한 사람은 도시로, 도시에서 실험한 사람은 숲으로 보내 같은 실험을 반복했다.

스케줄

우리는 실험 전날 대상자 12명 전원을 한 자리에 모았다. 그리고 숲과 도시의 실험 장소로 데리고 가서 미리 보여주었다. 어떤 일을 처음 할 때 사람들은 새로운 환경 때문에 예상치 못한 생리적 변화가 일어날 수 있기 때문이다. 우리는 이들에게 실제 실험이 실행되기 전에 그 장소를 보여주고 스케줄에 대해 설명했다. 그런 다음 호텔로 돌아와 모두에게 같은 저녁 식사를 제공한 다음 각자 방에서 하루를 머무르게 했다.

실험 첫 날, 우리는 실험 대상자들을 오전 6시에 깨워 아침 식사를 하기 전 스트레스 수준을 평가하기 위해 맥박수 등을 측정했다. 그리고 이들을 버스로 1~2시간 거리에 위치한 숲과 도시 지역의 대기실로 데리고 갔다(우리는 두 그룹이 같은 시간을 이동하게 조정했다). 두 번째 날, 실험 순서가 결과에 영향을 주는 것을 막기 위해 숲 그룹은 도시 지역으로, 도시 그룹은 숲으로 이동했다. 처음 경험하는 것인지, 두 번째 경험하는 것인지에 따라 사람들은 같은 일에 대해서도 다르게 반응하기도 한다. 예를 들어 모든 실험 대상자를 먼저 숲에서 실험한 다음 도시에서 실험하게 했다면 우리는 숲에 있기 때문에 특정한 반응을 보인 것인지, 아니면 단순히 처음 시험에 참가하기 때문에 그러한 반응을 보인 것인지 알 수 없었다.

또한 같은 날에도 시간대별로 생리지표가 달라지므로 수치를 측정할 시기에 대해 계획을 세울 때 이 같은 사실을 염두에 두고 대상자들이 같은 순서로, 하루 중 같은 시각에 실험에 참가하도록 했다.

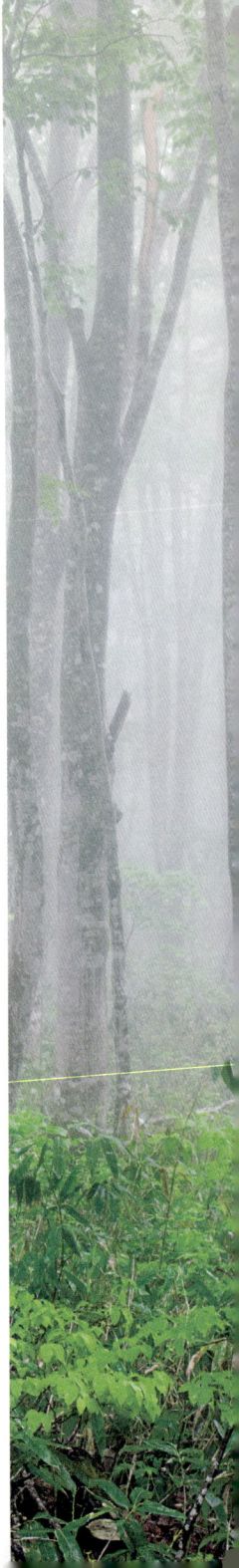

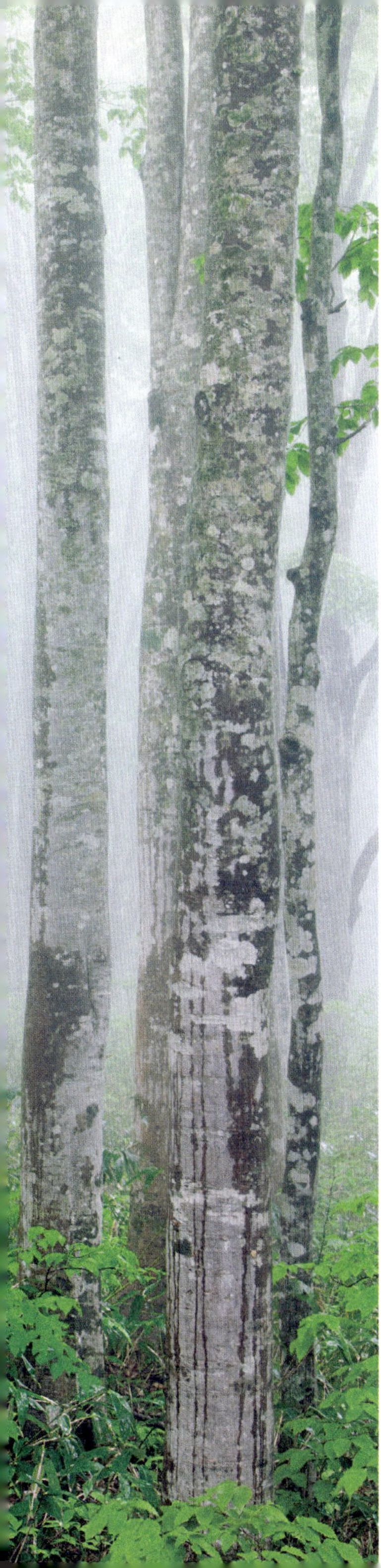

걷기 실험은 오전에 한 사람당 15분씩 진행되었다. 숲 그룹과 도시 그룹 모두 같은 속도로 걸어 동일한 운동량을 유지했다. 우리는 걷기 전과 후, 이들의 맥박수, 혈압, 타액 코르티솔 농도를 측정했다. 걷는 동안에는 실험 대상자의 교감신경계와 부교감신경계의 활동을 알아보기 위해 심장박동계수를 1분 간격으로 측정했다. 오후에는 15분 동안 앉아서 경치를 감상하는 실험을 했다. 그 과정은 걷기 실험과 같았다.

실험이 끝난 뒤 대상자들은 호텔로 돌아와 모두 같은 메뉴의 저녁을 먹은 다음 일찍 잠자리에 들었다. 우리는 실험 기간 동안 대상자들에게 제공할 식사를 미리 준비했고 이들은 우리가 제공하는 것 외에 다른 것을 먹거나 마시는 것이 허용되지 않았다. 비가 오면 그날의 실험은 취소되었다. 대신 실험 기간이 연장되었다.

이렇듯 모든 사항을 세세하게 계획해야만, 숲에서 얻은 결과와 도시에서 얻은 결과에 차이가 발견되었을 때 이것이 두 가지 환경의 차이 때문에 발생한 것이라고 확신할 수 있었다.

결과

우리는 실험을 통해 실험 대상자들이 숲에서 시간을 보내는 동안 다음과 같은 것을 경험했다는 사실을 알아냈다.[8~30]

- 교감신경 활동의 감소(스트레스를 받을 때 증가)
- 부교감신경 활동의 증가(긴장이 완화되었을 때 증가)
- 혈압 감소
- 맥박수 감소
- 스트레스 호르몬인 코르티솔 농도의 감소

삼림 치유를 실시하는 동안 인간의 몸이 생리적으로 긴장 완화를 경험한다는 사실이 분명해졌다.

실험 대상자들이 어떻게 느꼈는지에 대한 설문조사 결과 역시 신체적 평가 결과와 일치했다. 실험 대상자들은 다음과 같이 느꼈다고 보고했다.

- 편안한 감정의 증가
- 진정된 느낌의 증가
- 상쾌한 기분의 증가
- 감정 상태의 개선
- 불안의 감소

앉아서 감상하기 대 산책하기

다음의 표는 24곳의 실험 장소에서 얻은 결과이다. 앉아서 경치를 감상하는 동안의 측정치와 숲을 걷는 동안의 측정치를 비교해보자.[10] 이 수치를 통해 숲에서 활동할 때와 도시 환경에서 같은 활동을 할 때 차이가 있다는 사실을 알 수 있다.

	앉아서 숲의 경치 감상하기	숲 걷기
코르티솔 농도 (침)	↓ 13.4%	↓ 15.8%
맥박수	↓ 6.0%	↓ 3.9%
수축기 혈압	↓ 1.7%	↓ 1.9%
이완기 혈압	↓ 1.6%	↓ 2.1%
부교감신경 활동	↑ 56.0%	↑ 102.0%
교감신경 활동	↓ 18.0%	↓ 19.4%

이 결과를 통해 우리가 숲에서 시간을 보내는 동안 인체가 신체적 긴장 완화를 경험한다는 사실을 알 수 있다.

실험 2: 뇌 활동 측정하기

우리는 시간분해 분광분석법을 사용하여 뇌 활동을 측정하는 실험도 실행했다(132쪽 참고).[9] 실험 조건은 실험 1에서 설명한 것과 같다.

실험 대상

남성 12명을 대상으로 했으며, 이들의 평균 연령은 22.8세였다.

실험 방법

이전 실험과 마찬가지로 대상자들은 실험 하루 전부터 완료될 때까지 각각 호텔방에 머무르며 같은 식사를 했다. 우리는 하루 다섯 번, 이들의 전두엽 활동을 측정했다. 첫 번째 측정은 호텔에서 아침 식사 전에 실시되었다. 그 후 실험 대상자들은 두 그룹으로 나뉘어 한 그룹은 숲으로 이동하고 다른 한 그룹은 도시 지역으로 이동했다. 두 번째와 세 번째 측정은 20분 동안 산책하기 전과 후에 실시되었다. 네 번째와 다섯 번째 측정은 20분 동안 앉아서 감상하기 전과 후에 실시되었다.

결과

우리는 산책할 때와 앉아서 감상할 때 모두 실험 대상자의 뇌 활동이 감소한다는 사실을 발견했다. 이는 신체적으로 긴장이 완화된 상태라는 의미였다. 2007년에 실행된 이 실험에서 세계 최초로 삼림 치유로 인해 전두엽 활동이 진정된다는 사실이 증명되었다.

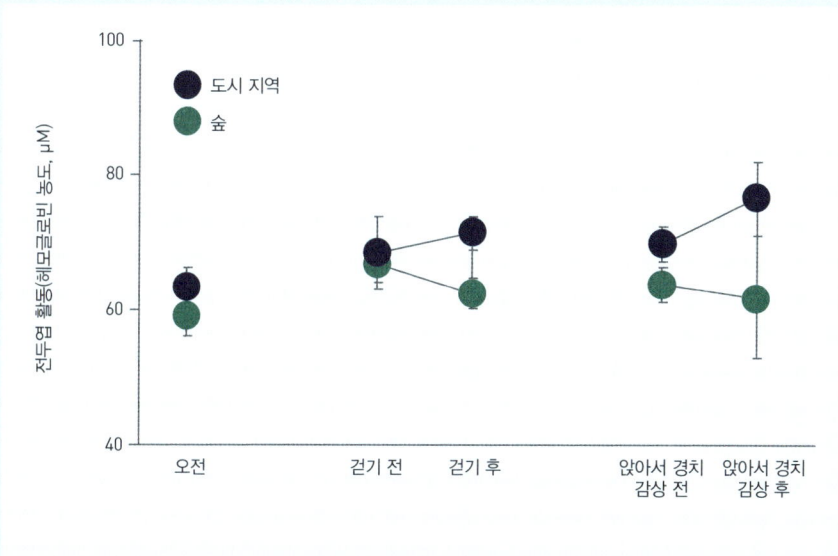

이 실험들의 결과를 비교하면 뇌 활동이 감소한 것으로 보아 숲에서 시간을 보내는 동안 우리 몸은 신체적 긴장 완화를 경험한다는 사실이 분명해졌다.

실험 3: 남성 고혈압 환자에 대한 삼림 치유의 효과

다음으로 우리는 혈압이 높은 남성 실험 대상자 그룹에게 삼림 치유가 어떤 영향을 미치는지 실험했다.[15] 우리는 오전 10시 30분부터 오후 3시 5분까지 나가노 현(県) 아게마쓰 정(町)의 숲에서 실험을 실시했다.

실험 대상

이번 실험은 남성 고혈압 환자 아홉 명으로 구성된 그룹을 대상으로 했으며, 이들의 평균 연령은 56세였다.

실험 방법

우리는 삼림 치유가 끝날 무렵 다음과 같은 수치를 측정했다.

- 혈압
- 실험 대상자의 소변에 함유된 스트레스 호르몬 아드레날린 농도(스트레스를 받을 때 증가)
- 실험 대상자의 혈액에 함유된 스트레스 호르몬 코르티솔 농도(스트레스를 받을 때 증가)

또한 우리는 하루 전날, 같은 시각의 측정치도 함께 기록했다. 이를 통해 실험 대상자의 평소 결과와 삼림 치유를 실시한 다음의 결과를 비교할 수 있었다.

결과

우리는 삼림 치유를 실행한 뒤 다음과 같은 사실을 증명할 수 있었다.

- 실험 대상자의 수축기 혈압이 140.1 mmHg에서 123.9 mmHg으로, 이완기 혈압은 84.4 mmHg에서 76.6 mmHg으로 떨어졌다.
- 아드레날린 농도가 낮아졌다.
- 코르티솔 농도가 낮아졌다.

이러한 결과를 토대로 우리는 몇 시간 동안 진행되는 삼림 치유가 남성 고혈압 환자인 실험 대상자들에게 신체적 긴장 완화 효과를 제공했다고 볼 수 있다.

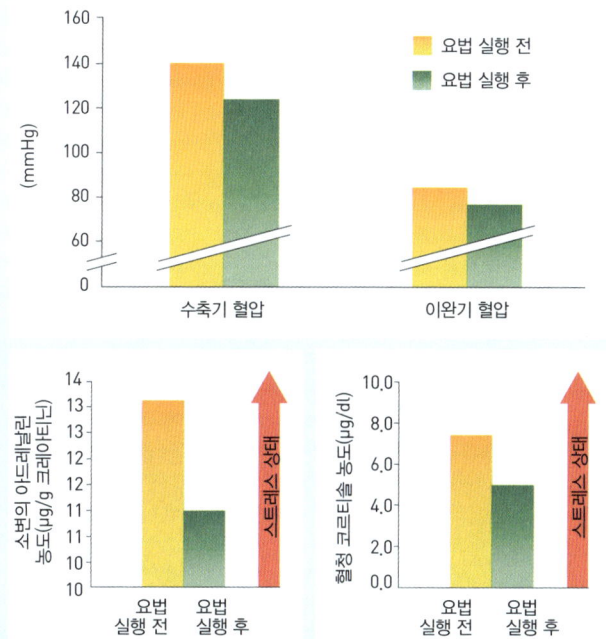

이 그래프들을 통해 삼림 요법 전후로 남성 고혈압 환자의 최고 혈압(상단 오른쪽), 아드레날린 수치(하단 오른쪽)가 낮아진다는 것을 알 수 있었다.

실험 4: 사무직 종사자에 대한 삼림 치유의 효과

우리는 사무실에서 근무하는 사람들의 혈압에 삼림 치유 실행이 미치는 영향을 조사했다. 그 가운데는 이미 혈압이 높다고 진단을 받은 사람들도 있었다. 이 실험은 오전 9시부터 오후 3시 30분까지 인근의 돗토리 현(県) 지즈 정(町)에서 실행되었다.[13]

실험 대상

실험 대상자는 사무직 종사자 26명이며 이들의 평균 연령은 35.7세였다.

실험 방법

우리는 실험 대상자의 수축기 및 이완기 혈압을 4일에 걸쳐 아침, 점심, 저녁 하루 세 차례 식사하기 전에 측정했다.

- 삼림 치유 실행 3일 전(집과 사무실에서)
- 삼림 치유 실행일
- 삼림 치유 실행 3일 후
- 삼림 치유 실행 5일 후

결과

삼림 치유 실행 3일 전의 수치에 비해 실행하는 동안 대상자들의 수축기 및 이완기 혈압이 현저히 낮아졌다. 이렇게 낮아진 혈압은 삼림 치유 프로그램을 마친 지 3일 후와 5일 후에도 유지되었다.

이후 우리는 수축기 혈압이 120 mmHg을 초과하는 아홉 명의 실험 대상자에 초점을 맞췄다. 삼림 치유를 실행하기 3일 전, 저녁 식사 전 이들의 평균 수축기 혈압 수치는 133.8 mmHg이었다. 이러한 수치가 삼림 치유를 실행하는 동안에는 116.6 mmHg, 치유를 마친 지 3일 후에는 126.4 mmHg, 5일 후에는 124.0 mmHg을 기록했다. 이는 근무를 마치고 저녁을 먹기 전에 측정한 실험 대상자의 수축기 혈압이 삼림 요법을 한 지 5일 후에도 전보다 낮은 수치를 유지했다는 의미이며, 이러한 현상은 직장에 있을 때도 마찬가지였다. 이완기 혈압 수치 역시 비슷한 경향을 보였다.

아래 그래프는 우리가 숲에서 시간을 보내는 동안 혈압이 낮아지고, 이 효과가 이후 며칠 동안 지속되었다는 것을 보여준다.

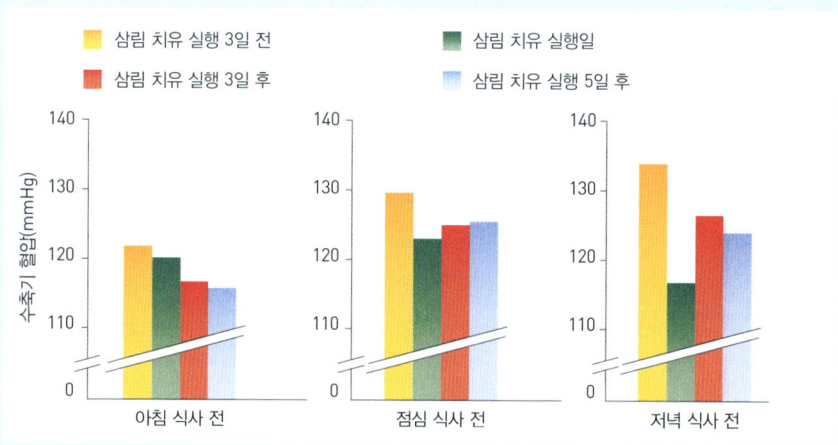

사무직 종사자를 위한 삼림 치유 세션

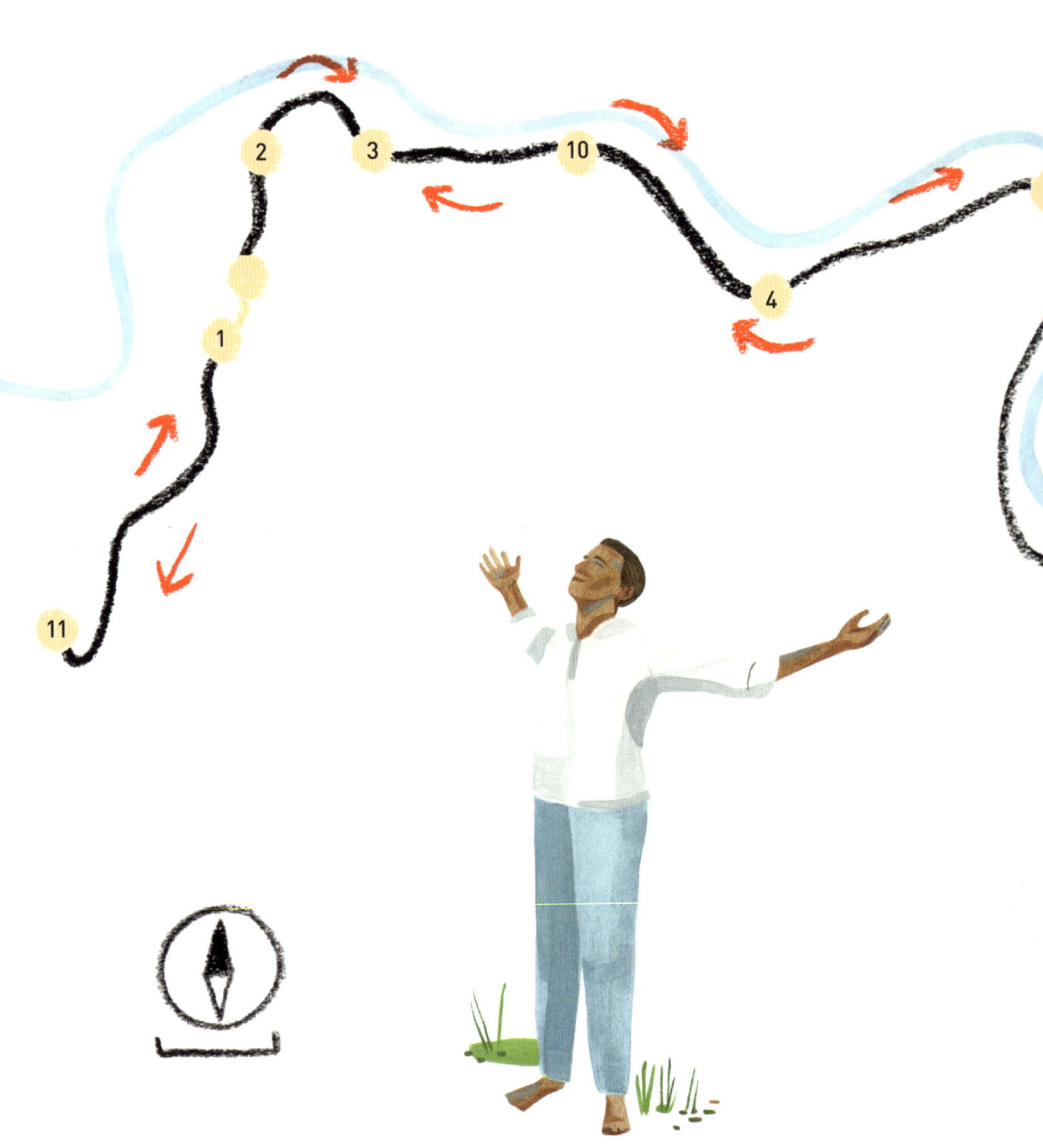

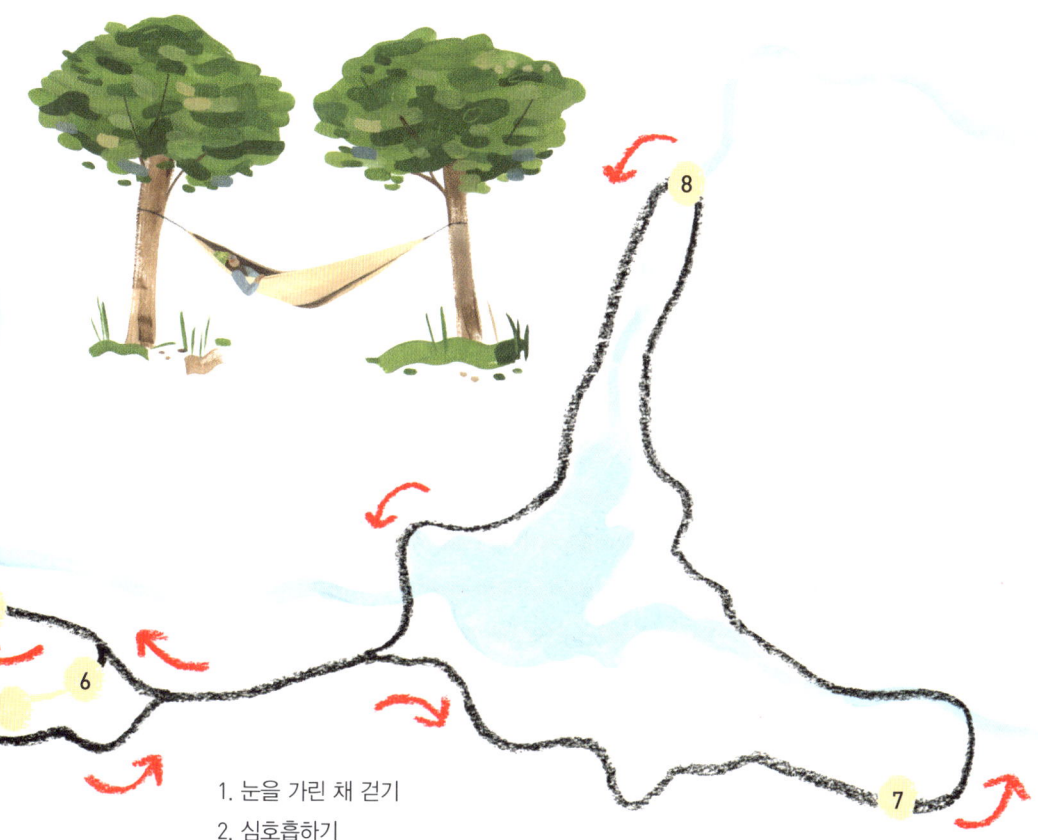

1. 눈을 가린 채 걷기
2. 심호흡하기
3. 경치 감상하기
4. 근심 완전히 떨쳐버리기
5. 앉아 있기
6. 뒤로 걷기
7. 점심 식사 전 수치 측정하기
8. 명상하기
9. 해먹에 눕기
10. 심호흡하기
11. 프로그램을 마친 후 수치 측정하기

이 계획에서 우리는 사무직 종사자들이 어떤 과정을 통해 삼림 치유를 수행했는지, 그리고 이들이 경험한 활동이 무엇인지 알 수 있다. 이 세션은 약 6시간 30분 동안 지속되었다.

실험 5: 성인 여성에 대한 삼림 치유의 효과

이 실험에서 우리는 삼림 치유를 통해 성인 여성도 같은 효과를 경험하는지를 알아보기 위해 이들에게 미치는 영향을 조사했다. 이번에는 오전 10시 30분부터 오후 3시까지, 나가노 현(県) 아게마쓰 정(町)에서 삼림 치유를 실행했다.[14]

실험 대상

이 실험에는 40세에서 73세 사이의 성인 여성 17명이 참여했으며 평균 연령은 62.2세였다.

실험 방법

우리는 삼림 치유를 완료한 다음, 다음과 같은 수치를 측정했다.

- 혈압
- 실험 대상자 침에 함유된 스트레스 호르몬 코르티솔 농도(스트레스를 받을 때 증가)
- 맥박수

또한 우리는 실험 전날 같은 시간대의 측정치도 함께 기록했다. 이를 통해 실험 대상자의 평소 결과와 삼림 치유를 실행한 다음의 결과를 비교할 수 있었다.

결과

우리는 침에 함유된 코르티솔(전형적인 스트레스 호르몬) 농도가 삼림 치유 실행 전날에 비해 26% 감소했다는 사실을 발견했다.

실험 대상자가 숲을 걸은 다음 평균 맥박수 역시 삼림 치유 실행 전날에 비해 현저히 낮아졌다. 맥박수는 자율신경계 활동과 연관되므로 이 수치가 크게 낮아졌다는 것은 긴장이 훨씬 완화되었다는 사실을 보여준다.

이 결과를 토대로 우리는 단 몇 시간의 삼림 치유만으로도 성인 여성에게 신체적 긴장 효과를 제공할 수 있다고 말할 수 있다.

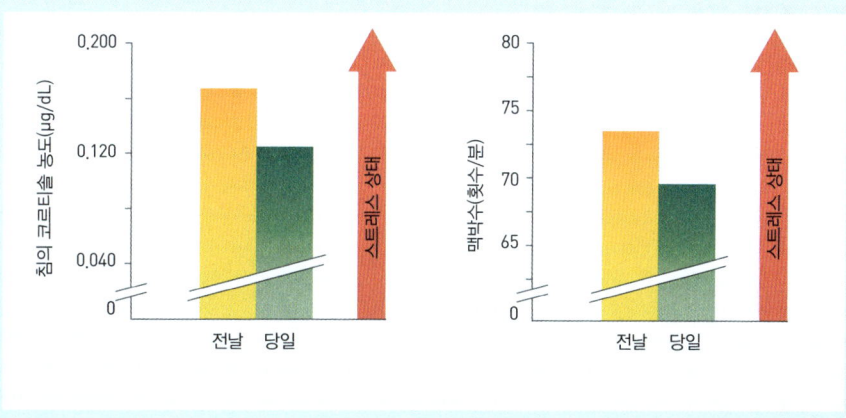

성인 여성의 경우 삼림 치유를 실행하는 동안 코르티솔 수치 및 맥박수가 감소했다.

성인 여성을 위한 삼림 치유 세션

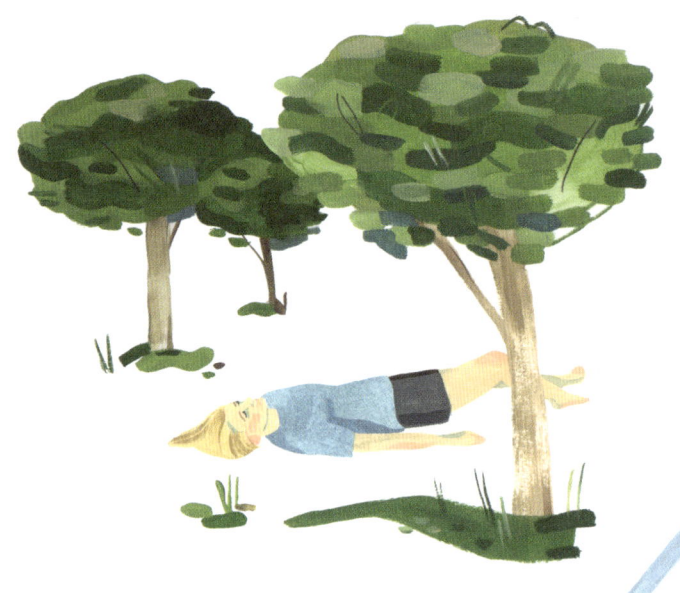

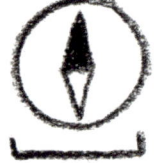

1. 프로그램 시작하기
2. 심호흡하기
3. 눕기
4. 심호흡하기
5. 눕기
6. 점심 식사 및 휴식
7. 강의 듣기
8. 눕기

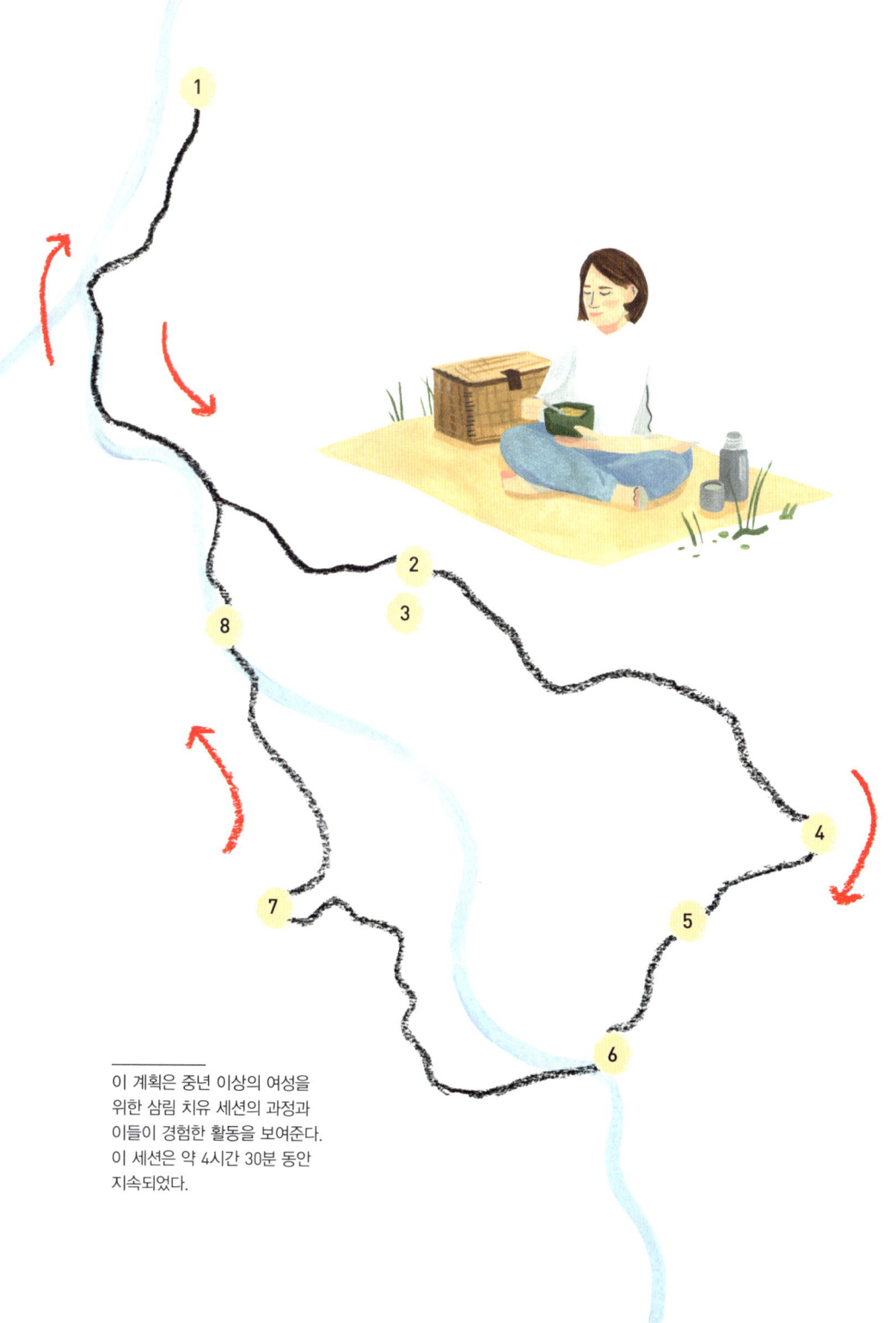

삼림 치유가 면역 기능에도 영향을 미칠 수 있는가?

삼림 치유는 인체에서 스트레스 수치를 줄여주는 것은 물론 자연 살해 세포 수치를 증가시켜 면역력도 향상시키는 것으로 드러났다. 앞서 살펴보았듯이 자연 살해 세포는 감염과 종양에 맞서 싸우는 데 도움을 주며 인체의 방어 체계에서 중요한 부분을 담당한다(138쪽 참고). 칭 리(Qing Li) 박사와 동료들이 실시한 세 가지 연구에서 약해진 면역 기능에 삼림 치유가 어떤 유익한 영향을 미치는지 드러났다.

첫 번째 실험의 대상자는 남성 사무직 종사자 12명이었다. 이들은 면역 기능이 약해진 상태였고 연령은 37~55세였다. 이들은 3일 코스의 삼림 치유에 참여했다.[28] 첫 번째 날에는 두 시간 동안 삼림 치유 걷기를 실시했다. 그런 다음 측정한 수치에 따르면 실험 시작 3일 전에 측정한 것에 비해 자연 살해 세포 활동이 1.25배 증가했다. 삼림 치유 두 번째 날을 마무리한 다음 자연 살해 세포 활동은 1.5배로 증가했다. 이 연구는 삼림 치유가 자연 살해 세포의 활동성을 높여 면역 기능을 향상시킨다는 사실을 확인해주었다.

여성 간호사들을 대상으로 실시한 유사한 실험에서도 약해진 자연 살해 세포 활동이 향상된다는 사실이 드러났다.[29]

리 박사와 동료들은 삼림 치유가 면역 기능에 장기적으로 미치는 영향에 대해서도 연구했다.[29-30]

위의 두 가지 실험에 참가한 사람들이 직장에 복귀한 지 1주일 후, 1달 후에도 수치를 측정했다. 삼림 치유를 실시한 지 1주일 후, 자연 살해 세포 수치는 남성 그룹과 여성 그룹 모두에서 여전히 높은 상태였다. 또한 남성 그룹의 경우 1달 후에도 높아진 상태를 유지했다.

대조 실험으로서 남성 그룹은 도시에서도 같은 프로그램을 실행했다. 그 결과 자연 살해 세포 활동이 전혀 향상되지 않았다.[30]

요약

- 남성과 여성 참가자 모두에게서 삼림 치유는 약해진 자연 살해 세포 활동을 향상시켰다.
- 이러한 효과는 1주일 이상 지속되었으며, 남성 참가자들의 경우 1개월까지 지속되었다.
- 도시에서 걷기를 실시한 경우 이러한 향상이 나타나지 않았다.

공원 요법에 대한 연구

공원은 도시의 귀중한 자연 환경이며, 어떤 도시든 공원 한 곳 정도는 가지고 있다. 실제로 지역 공원은 현대인 대부분이 이용할 수 있는 유일한 자연 공간이다. 공원, 그리고 다른 도시의 녹색 공간은 현대 사회에서 그 필요성이 점점 높아지고 있다.

사람들 대부분이 공원을 긴장을 풀 수 있는 공간으로 인식하지만 이것이 진실인지를 조사하기 위해 과학 연구가 실행된 적은 거의 없다. 이번 섹션에서 공원이 스트레스에 시달리는 도시 거주민들에게 천연삼림과 똑같은 신체적 긴장 완화 효과를 제공하여 천연삼림처럼 가치가 있는 것인지 살펴보고자 한다.[43~48]

실험 1: 공원 대 도시 산책

단순히 공원을 거니는 것만으로도 효과를 누릴 수 있는지 알아보기 위해 우리는 세계에서 가장 북적이는 도시인 도쿄,[46] 그 가운데서도 유명한 공원인 신주쿠 교엔(Shinjuku Gyoen)에서 일련의 실험을 실시했다. 또한 대조 실험을 위해 신주쿠 역 인근의 도시 지역에서도 같은 실험을 실시했다. 평균 기온은 29~30도, 습도는 66~67%였다.

실험 대상

실험 대상자인 일본 남성 대학생 18명은 공원과 도심 지역에서 각각 20분 동안 걸었다.

실험 방법

실험 대상자들이 걷는 동안 우리는 이들의 심장박동 계수와 맥박수를 측정했다(134쪽 참고). 또한 이들에게 특히 편안함, 평온함, 자연과의 일치감에 대해 어떤 기분을 느끼고 있는지에 대해 일련의 질문을 했다.

결과

우리는 신주쿠 역 주변의 도심 지역을 걸었을 때와 비교해서 신주쿠 교엔 공원을 걸었을 때 다음과 같은 결과가 나타난다는 사실을 발견했다.

- 부교감신경 활동의 증가(긴장이 완화되었을 때 증가)
- 맥박수 감소
- 편안하고 안정되며 자연과 일치되는 느낌의 증가

이러한 결과는 거대 도시 한복판의 도시 공원인 신주쿠 교엔을 걷는 일이 인체에서 신체적으로 긴장이 완화되는 효과를 제공한다는 사실을 보여준 것이다.

다른 천연 요법에 대한 연구

실험 1: 장식용 화분

사람들은 집이나 직장에 장식용 화분을 두면 행복해진다고 말할 것이다. 우리는 특히 젊은 세대를 대상으로 실내용 화분의 식물이 다른 자연 자극 요인과 같은 긴장 완화 효과를 지녔는지를 조사하고자 했다. 우리는 키가 55~60센티미터인 행운목 세 개를 8센티미터 간격으로 배치했다. 실험 대상자들은 3분 동안 식물을 바라보는 그룹과 화분이 없는 상태의 같은 공간을 바라보는 그룹으로 나뉘었다.

실험 대상

우리는 고등학생 85명을 대상으로 이번 실험을 실행했다. 그들은 남학생이 41명, 여학생이 44명이었고 평균 연령은 16.5세였다.[61]

실험 방법

우리는 부교감신경의 활동(긴장이 완화되었을 때 높아짐)과 교감신경 활동(스트레스를 받을 때 높아짐)의 수준을 알아보기 위해 실험 대상자들이 식물을 보고 있을 때, 또는 보지 않고 있을 때 이들의 심장박동계수와 맥박수를 측정했다.

실험을 실시한 뒤 대상자들에게 '편안함-불편함', '긴장 완화-스트레스', '자연스러움-인공적임'의 세 가지 보기를 주고 기분이 어떤지 물었다.

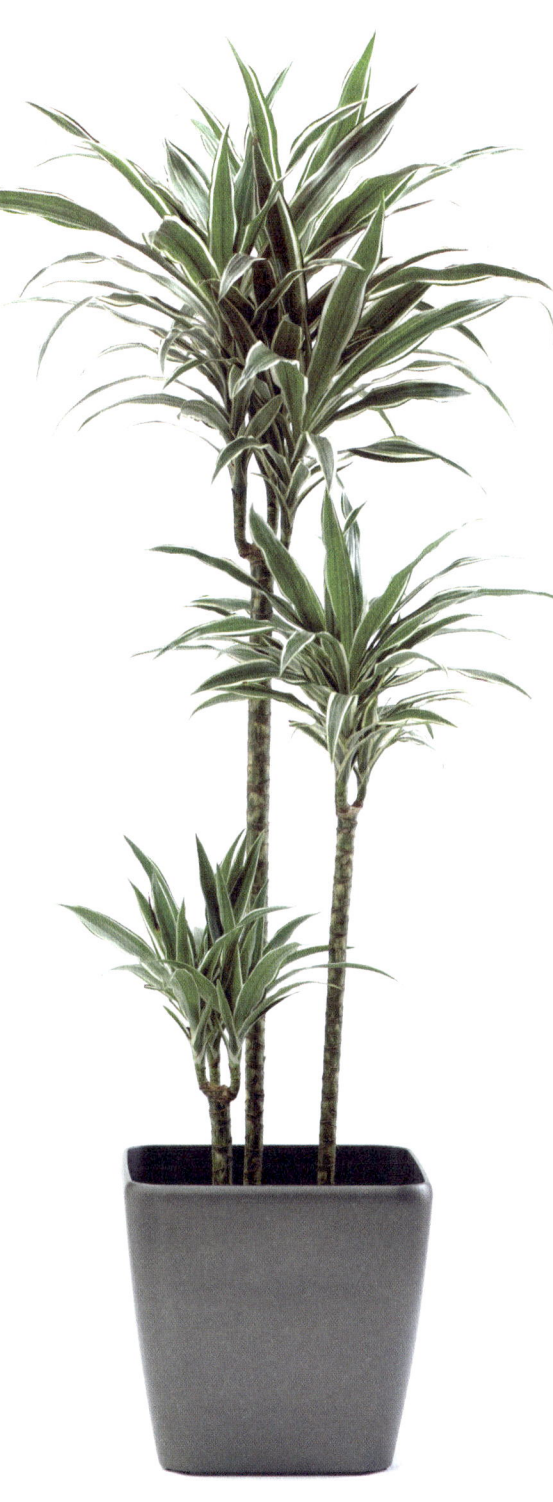

결과

실험 결과 비해 장식용 화분을 보고 있었던 대상자에게서 부교감신경 활동이 13.5% 증가한 반면 교감신경 활동이 5.6% 감소된 것으로 드러났다. 또한 편안하고 긴장이 완화되며 자연스러운 기분을 더 강하게 느꼈다고 보고한 비율이 높았다.

이는 장식용 화분이 젊은 연령층에서 신체적인 긴장 완화 효과를 제공하며, 고등학교 교실에 식물을 배치하면 학생들의 스트레스 수준을 효과적으로 완화할 수 있다는 것을 보여준다.

실험 2: 분재

분재는 일본인에게 아주 오랫동안 인기 있는 예술로 존재해왔다. 이는 일상으로 자연을 가져오는 방법이다. 분재는 자연의 경관을 모방하는 방식으로 디자인되며 최근 해외로 전파되는 일본 문화 가운데 가장 인기 있는 것 중 하나이기도 하다. 그렇지만 분재가 만들어내는 신체적 반응의 효과에 대해 연구한 사람은 없었다. 우리는 단순히 분재를 바라보는 것만으로도 스트레스 수치에 어떤 영향을 미치는지 알고 싶었다.

실험 대상

우리는 척추에 부상을 입어 삼림 치유를 실시하기 어려운 사람을 실험 대상자로 삼았다. 이들은 척추에 부상을 입었지만 휠체어를 스스로 움직일 수 있는 남성 24명으로 평균 연령은 49세였다.[75]

실험 방법

실험은 60초 동안 편백 분재 여덟 그루를 바라보는 그룹과 아무 것도 바라보지 않는 그룹으로 나누어 진행하였다. 실험 순서는 무작위로 결정되었다. 실험이 진행되는 동안 스트레스 수준을 반영하는 뇌 활동 수준을 측정하기 위해 우리는 근적외선 분광분석법을 사용했다(132~133쪽 참고). 또한 부교감신경계와 교감신경계 활동을 기록하기 위해 심장박동 계수를 측정했다(134쪽 참고). 그리고 실험 대상자들에게 실험이 진행되는 동안 어떤 기분을 느꼈는지 물었다.

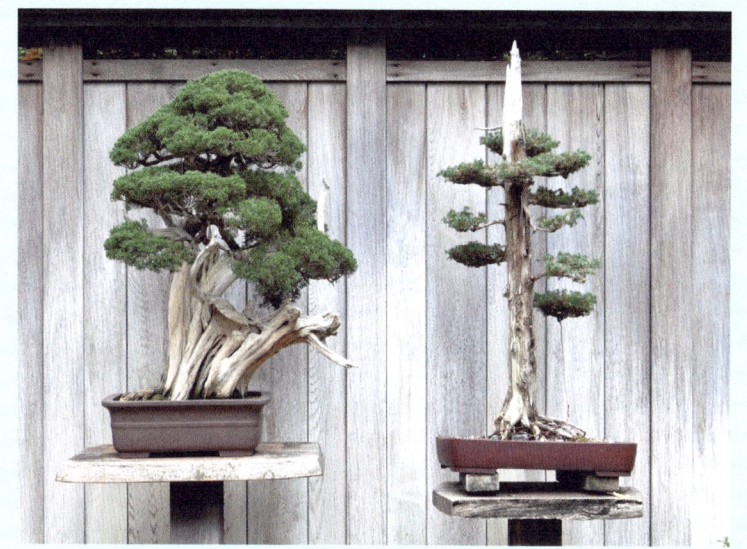

결과

두 그룹 중 분재를 바라본 그룹에서는 다음과 같은 결과가 나타났다.

- 전두엽 활동의 안정(좌측 전두엽 부분의 산소와 결합한 헤모글로빈)
- 부교감신경계의 활동 증가(긴장이 완화되었을 때 활발해짐)
- 교감신경계 활동의 감소(스트레스를 받을 때 활발해짐)
- 긍정적인 감정의 증가

요약하자면 분재를 보았던 그룹이 신체적으로는 물론 심리적으로도 긴장이 완화되었다. 척추 손상을 입은 사람들에게서 우울증이 매우 흔하게 나타나므로 분재 요법은 긴장을 완화하고 행복하게 하는 한 가지 방법이 될 수 있다. 또한 분재는 장애를 지니고 있더라도 집에서 스스로 할 수 있는 요법이다.

실험 3: 꽃꽂이

꽃꽂이는 일상으로 자연을 쉽게 가져올 수 있는 방법이다. 누구나 생화가 우리에게 즐거움을 선사한다고 생각한다. 하지만 신체적으로도 효과가 있을까? 우리는 꽃꽂이가 예방의학으로써 현대인의 삶에 만연한 스트레스를 줄이는 데 기여할 수 있는지 조사하고자 했다. 직장에 생화를 배치하면 강도 높은 스트레스를 받고 있는 사무실 근로자들에게 도움이 될까?

우리는 실험을 통해 장미 생화 꽃꽂이가 인체의 긴장을 완화할 수 있을지 알아보았다. 꽃의 향기가 결과에 혼돈을 초래하는 일을 막기 위해 향이 없는 장미를 사용했다. 우리는 줄기의 길이가 40센티미터인 분홍 장미 30송이를 높이 20센티미터, 직경 12센티미터인 관 모양의 화병에 꽂았다.

실험 대상

이 실험은 고등학생, 여성 의료인, 그리고 사무직 근로자를 대상으로 했다.[66~69]

실험 방법

실험은 따로 마련된 공간에 놓인 향이 없는 꽃꽂이를 37~40센티미터 떨어진 곳에서 4분 동안 바라보는 그룹과 꽃이 없는 상태에서 같은 공간을 바라보는 그룹으로 나누어 진행하였다. 우리는 부교감신경계와 교감신경계의 활동 수준을 알아보기 위해 두 그룹의 심장박동 계수와 맥박수를 측정했다. 또한 편안함과 긴장 완화의 수준을 평가하기 위해 일련의 질문을 했다.

결과

- 고등학생의 경우[66] 부교감신경 활동은 16.7% 활발해진 반면 교감신경 활동은 30.5% 감소했다.
- 전문 의료인의 경우[68] 부교감신경 활동이 33.1% 증가했다.
- 사무직 근로자의 경우 결과를 전체적으로 보았을 때 그다지 괄목할 만한 효과는 발견되지 않았다. 하지만 남성 근로자 31명을 분리해서 분석한 결과[67] 부교감신경 활동이 21.1% 증가했다.
- 같은 실험을 다른 대상자 114명에게 실행한 결과[69] 부교감신경 활동이 15.1% 증가한 반면 교감신경 활동은 16.3% 감소했다. 아래 그래프는 이러한 결과를 보여준다.

교감신경계 활동은 긴장이 완화되었을 때 증가하는 반면 교감신경계 활동은 스트레스를 받을 때 활발해진다는 것은 이미 사실로 드러났다. 따라서 이 실험들을 통해 단순히 꽃꽂이를 바라보기만 해도 긴장이 더욱 완화되고 스트레스가 감소한다는 결론을 내릴 수 있을 것이다.

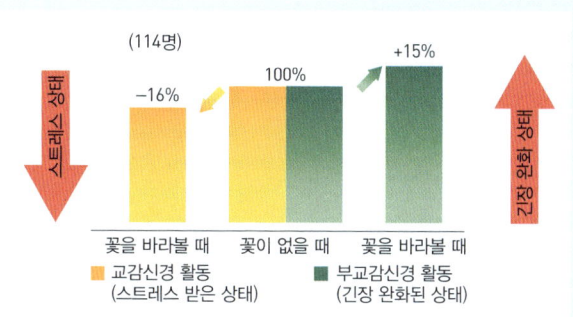

실험 참가자 114명에게서 생화 꽃꽂이를 보았을 때 긴장이 더욱 완화되고 스트레스 수준이 낮아지는 효과를 얻었다.

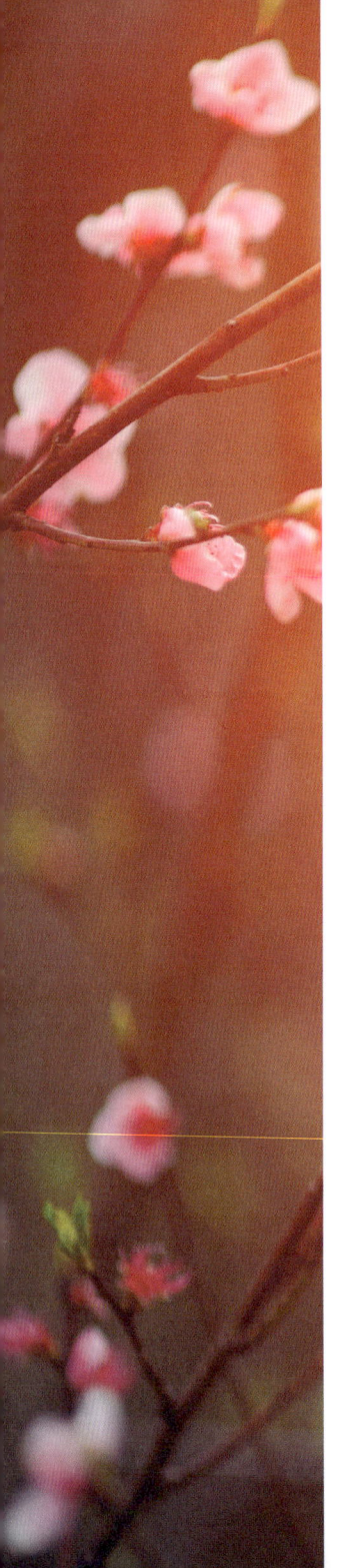

실험 4: 꽃향기

이 실험에서 우리는 꽃향기를 맡는 것이 꽃을 바라보는 것과 같이 인체에 긴장 완화 효과를 주는지 알아보았다. 인류는 꽃에서 추출한 에센셜 오일을 수천 년 동안 사용해왔는데, 우리는 이러한 오일이 인체에 이로운 작용을 하는지 밝히고자 했다. 이를 위해 우리는 실험 대상자에게 장미와 오렌지 에센셜 오일의 향을 맡게 하였다.

실험 대상

우리는 여자 대학생 20명을 대상으로 실험했다. 이들의 평균 연령은 22.5세였다.[72~74]

실험 방법

실험 참가자들이 흡입 장치를 사용하여 90초 동안 장미나 오렌지 에센셜 오일 향이 스며 있는 공기를 마시도록 하였다. 그리고 향의 후각적 강도를 '매우 희미함', '약함' 사이로 조정했다. 다른 그룹은 같은 흡입 장치를 착용한 상태로 아무런 향도 없는 공기를 흡입시켰다. 실험 대상자에게 각각 장미 향, 오렌지 향, 아무것도 첨가되지 않은 공기의 세 가지 자극이 무작위로 주어졌다.

실험이 진행되는 동안 우리는 각 실험 대상자에게서 전두엽 활동 정도를 측정하기 위해 시간분해 분광분석법을 사용했다(132~133쪽 참고). 전두엽은 스트레스를 받으면 활동이 활발해진다. 또한 실험 대상자들에게 실험이 진행되는 동안 어떤 기분을 느꼈는지 설문조사를 통해 평가하도록 했다.

결과

우리는 일반 공기를 흡입했을 때에 비해 장미 향이나 오렌지 향을 맡았을 때 전두엽 활동이 감소한다는 사실을 발견했다. 이는 스트레스 수준이 낮아졌다는 의미였다. 또한 실험 대상자들은 향을 맡았을 때 더 편안하고 긴장이 완화되며 자연스러운 감정을 느꼈다고 보고한 비율이 높았다.

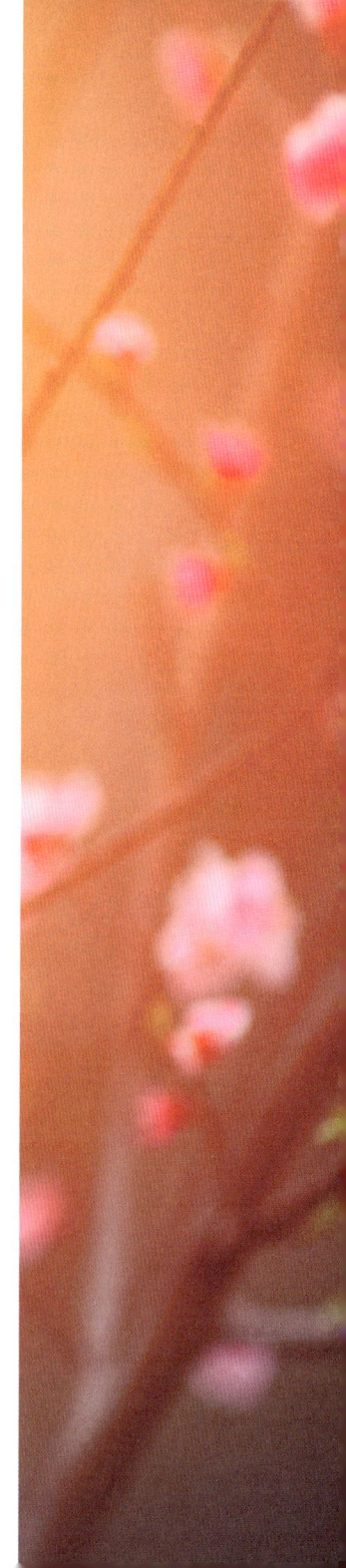

실험 5: 나무의 향기

나무는 일본인에게 특별한 의미를 지니며 가구, 예술작품, 일상에 사용되는 작은 물품들, 심지어 집을 짓는 건축자재의 형태로 일본인의 일상과 밀접하게 연관되어 있다.

나무를 건축자재로 사용하기 위해서는 먼저 건조 과정을 거쳐야 뒤틀림을 방지할 수 있다. 그리고 요즘은 대부분 가열 과정을 통해 인위적으로 건조한다. 열을 가하면 나무에 함유된 성분이 변할 수 있고, 끓는점이 낮은 성분은 완전히 증발한다. 그 때문에 나무가 원래 지니고 있던 '자연' 향이 변하게 된다. 우리는 자연 건조한 나무와 가열처리된 나무가 만들어내는 신체적 긴장 완화 효과의 차이를 조사하고자 했다.[56]

이를 위해 우리는 실험 대상자들에게 구마모토 현(県)에서 벌목한 두 가지 종류의 편백 조각으로부터 향을 들이마시게 했다. 자연 건조한 나무는 잘라낸 다음 45개월 동안 건조한 것이고 가열처리된 나무는 강한 열을 이용하여 신속하게 건조한 것이었다.

실험 대상

우리는 여자 대학생 19명을 대상으로 실험했다. 이들의 평균 연령은 22.5세였다.

실험 방법

실험 대상자들은 90초 동안 두 가지 나무의 향을 들이마셨다. 우리는 향의 후각적 강도를 '매우 희미함'에서 '약함' 사이로 조정했다. 그리고 긴장 완화 수준을 측정하기 위해 이들의 뇌 활동(좌측 전두엽 부위의 산소와 결합한 헤모글로빈 농도)을 기록했다.

결과

실험 결과 두 가지 시료 사이에 차이가 확인되었다. 말 그대로 자연 건조된 나무의 향을 맡았을 때 뇌에서 산소와 결합한 헤모글로빈 농도가 감소한 반면, 가열처리된 나무의 향을 맡았을 때는 뇌에서 아무런 변화가 일어나지 않았다. 이는 자연 건조된 나무의 향이 전두엽 활동을 진정시키고 인체의 긴장을 완화해준다는 의미다.

방향 화합물을 단독으로 사용한 경우

우리는 식물에 함유된 방향 화합물들을 단독으로 사용했을 때 인체에 미치는 영향을 알아보기 위해 이와 비슷한 실험을 실시했다.[54~55] 알파피넨과 리모넨을 사용했는데, 이는 숲에서 추출한 전형적인 화합물로서 삼나무, 소나무, 감귤나무 같은 나무에서 만들어진다. 그리고 이러한 방향 화합물을 흡입했을 때 실험 대상자들이 자연 건조된 나무의 향을 맡았을 때와 같은 신체적 긴장 완화 효과를 경험한다는 사실을 발견했다. 이들은 긴장이 완화되고 편안한 기분을 느꼈다고 말했다.

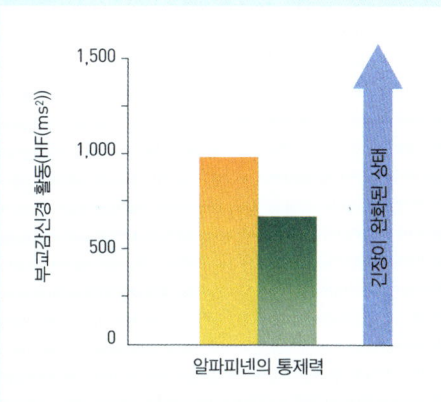

이 그래프는 식물에서 추출한 방향 화합물인 알파피넨을 흡입하면 부교감신경계 활동이 증가한다는 사실을 보여준다. 부교감신경계 활동은 긴장이 완화되었을 때 증가한다.

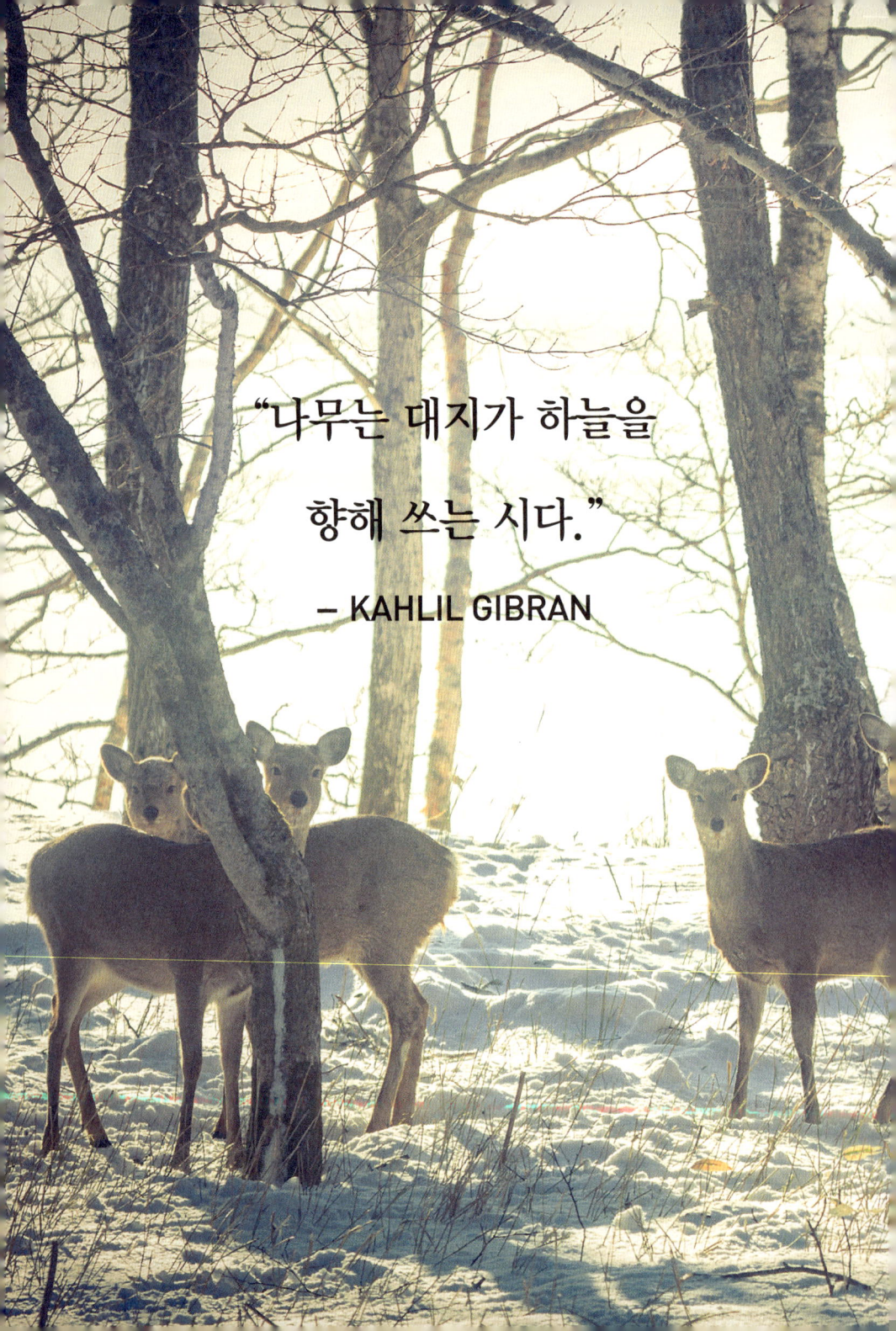

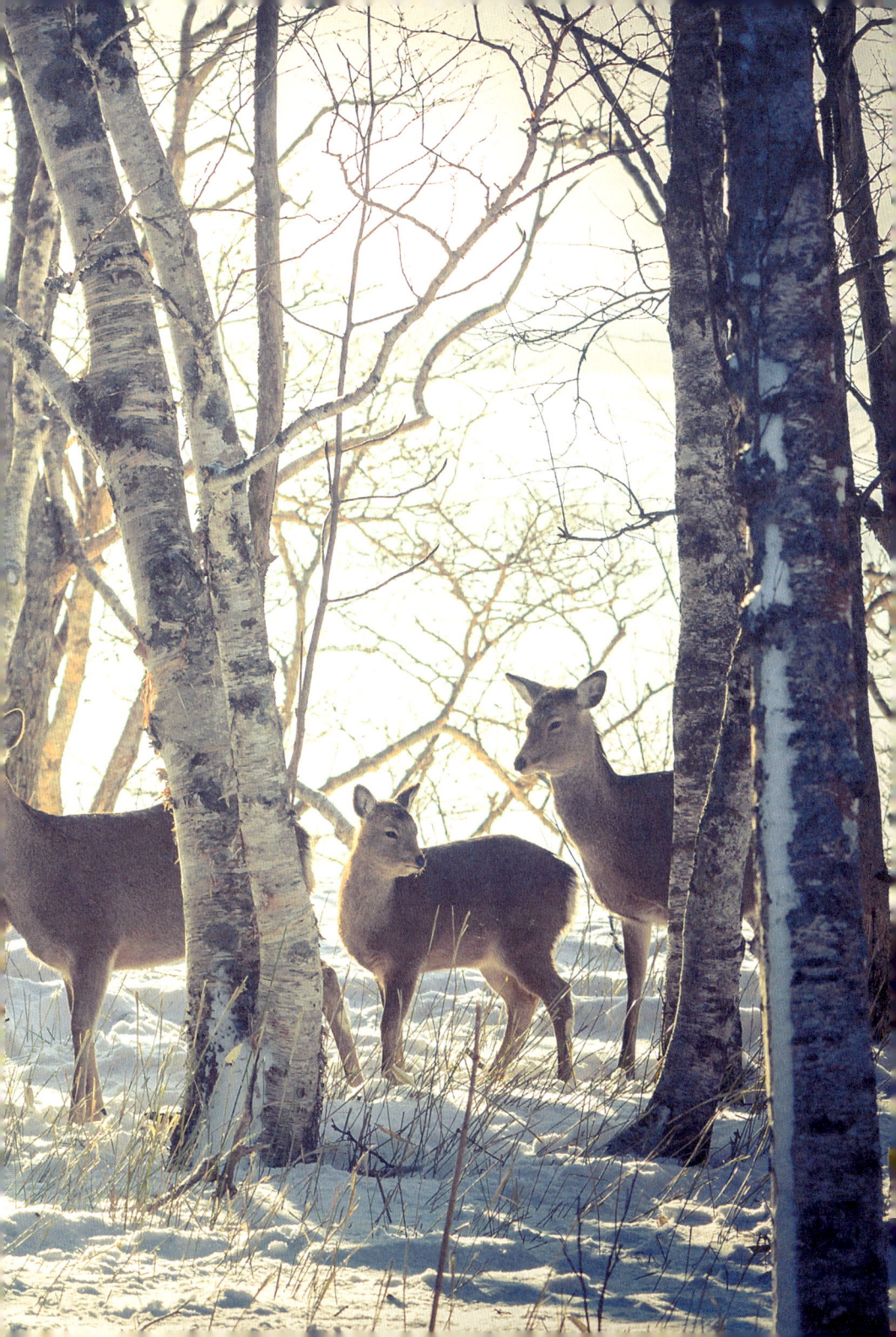

제6장

삼림 치유 연구의 미래

삼림욕의 인기가 전 세계적으로 높아지는 현상은 고무적인 일이다. 삼림 치유 같은 자연 치유에 대한 연구의 핵심에 자리한 질문은 자연이 인간에게 어떻게 영향을 주는가이다. 하지만 현재 자연과 인간의 관계에 대해 가르치는 교육기관은 없다. 일본, 유럽, 미국조차 사정이 다르지 않다. 숲, 공원, 원목, 꽃을 연구할 수는 있지만 이러한 주제를 이들로부터 영향을 받는 인간에 대한 연구와 접목하는 것은 아니다. 반면 인간을 대상으로 실시된 의학 연구는 수없이 많다. 하지만 이 역시 인간에 대한 연구와 자연에 대한 연구를 연관시키는 것은 아니다.

스트레스로 가득 찬 현대 사회에서 자연으로부터 받는 자극이 어떻게 스트레스를 감소시키고 긴장을 완화시켜주는지에 대해 전 세계가 관심을 기울이고 있다. 하지만 현재 시스템으로는 연구가들이 이 주제와 관련된 모든 요소를 다룰 수 없다. 일본의 경우 연구 분야를 엄격히 구분하는 것이 오히려 학문의 발전에 해로운 영향을 미친다는 인식이 확산되고 있다. 다양한 연구 분야들을 융합해야 한다는 사실을 알고 있으면서도 상황은 개선되지 않고 있어 안타깝다.

그런 가운데 핀란드 삼림연구소(Finnish Forest Research Institute) 회장과 미국 하버드 보건대학원(Harvard School of Public Health)의 건강 및 지구 환경 센터(Center for Health and Global Environment) 소장이 자신들의 연구와 의학부를 어떻게 융합하면 좋을지 물어왔다. 숲과 나무 같이 물리적인 대상을 인간에 대한 연구와 접목하는 것이 핵심 과제다. 우리는 지금 과도기를 지나는 중이다.

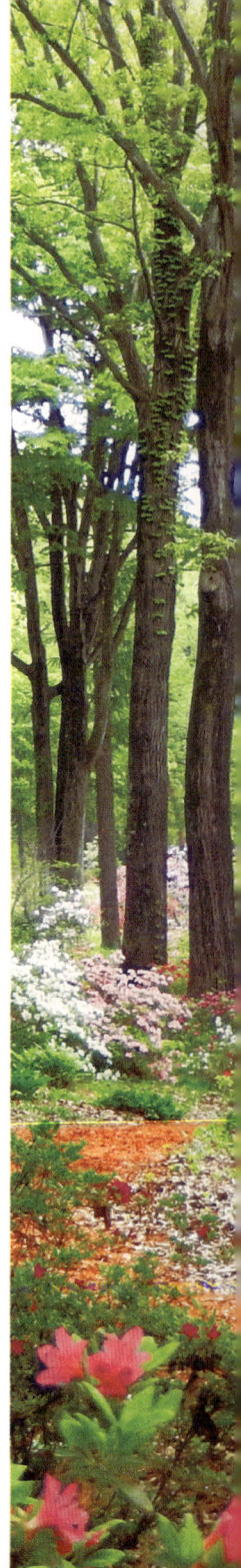

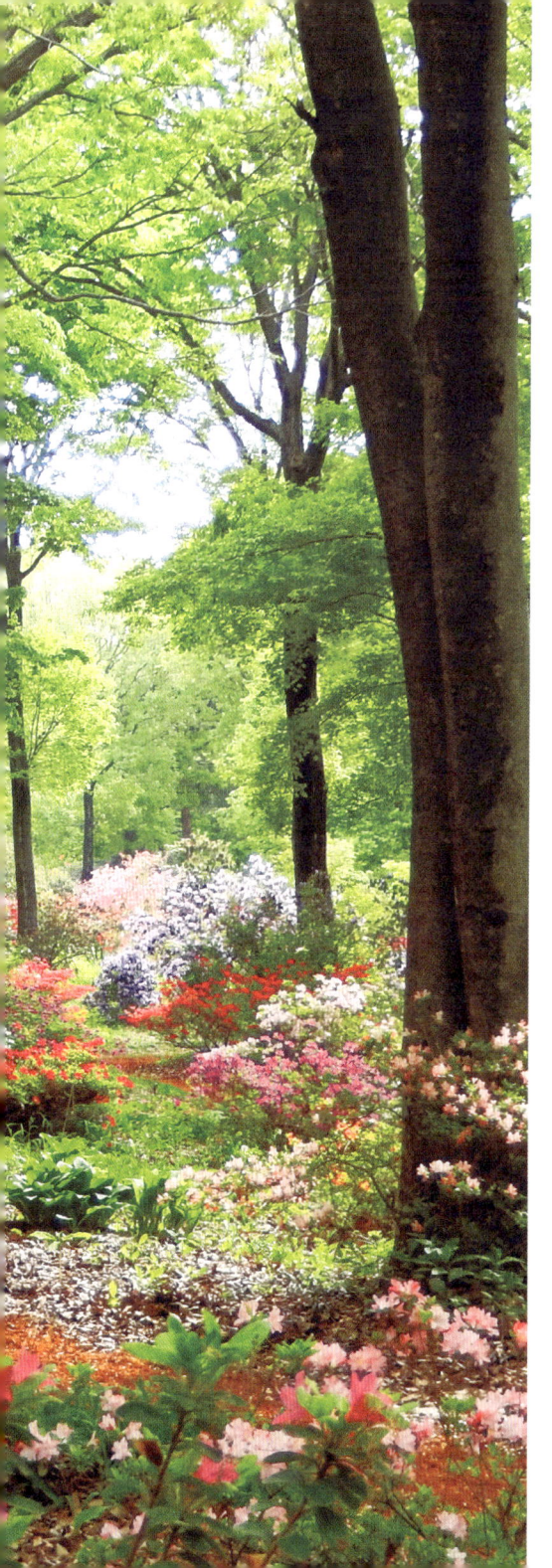

현재 나는 동료이자 조교수인 송초롱(Chorong Song), 일본 삼림총합연구소 연구원인 하루미 이케이(Harumi Ikei) 박사와 함께 자연 치유 연구를 수행하고 있다. 고등학생 시절부터 나의 연구를 공부한 뒤 삼림 치유 연구원이 되기로 결심한 이케이 박사는 지바 대학에 입학하여 내 실험실에서 박사 학위를 취득했다. 조교수인 송초롱은 한국어로 번역된 내 연구 서적을 읽고 삼림 치유 연구자가 되기로 결심했다. 그녀는 일본으로 건너와 석사와 박사 학위를 취득하고, 내 실험실에서 연구하고 있다. 두 사람 모두 현재까지도 내 연구에서 너무나도 귀중한 조력자가 되어주고 있다.

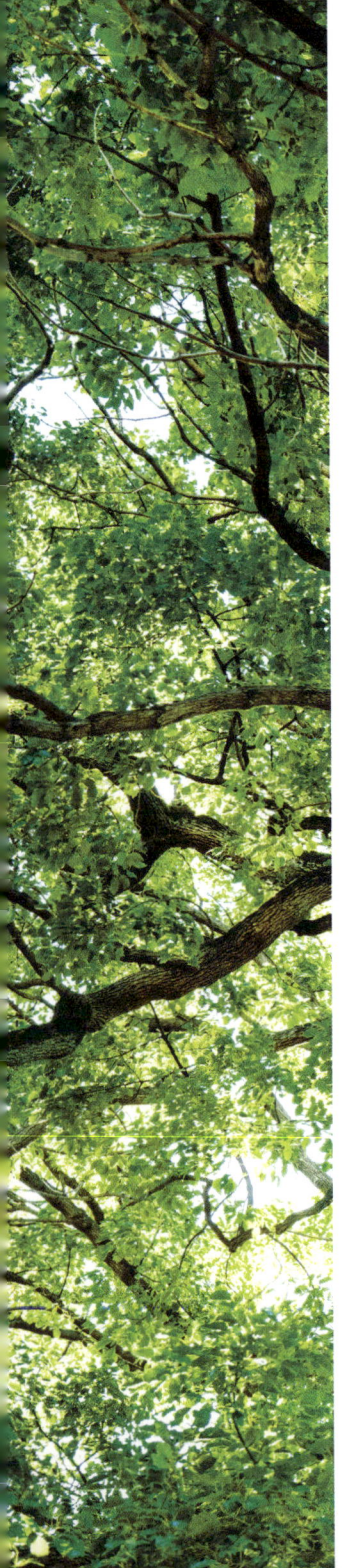

삼림 치유 연구에 있어서 일본과 한국은 오랜 세월 긴밀하게 협력해왔다. 그리고 2015년 한국에 국립 산림 치유 센터(National Forest Healing Center)가 설립되었다. 이는 삼림 치유의 과학적 효과를 조사하고 요법 프로그램을 개발하기 위해 정부 기금으로 만들어진 기관이다.

미국의 경우 앨런 로건(Alan C. Logan)과 플로렌스 윌리엄스(Florence Williams), 두 사람이 전 세계에 삼림욕 연구를 알리는 데 엄청난 역할을 했다. 로건은 에바 셀허브(Eva M. Selhub)와 공동 저술한 《자연 몰입(Your Brain on Nature)》[4]에서 도시화된 인공적인 사회에서 자연이 지닌 중요성에 대해 설명했다. 윌리엄스는 2017년 《자연이 치유하리라(The Nature Fix)》[79]를 출간했고, 같은 해 나는 일본 번역서의 편집 자문을 맡았다.

윌리엄스는 책을 쓰는 과정에서 자연이 인간을 더 행복하고 건강하며 창의적으로 만들어주는 이유를 밝히기 위해 8개국의 저명한 자연 치유 연구가 20여 명을 인터뷰했다. 현재 삼림 치유 연구에 대한 세계적 경향을 이해하고자 하는 사람이라면 반드시 읽어야 하는 책이다.

미국에서 자연과 다른 삼림 치유의 보건 진료, 교육, 토지 관리로의 통합을 주도하는 것은 자연 및 삼림 치유 가이드와 프로그램 협회(Association of Nature and Forest Therapy Guides and Programs)이다. 이곳은 에이머스 클리포드(M. Amos Clifford)가 자금을 지원하고 있다. 이 운동의 궁극적인 목표는 언젠가 의료 종사자들이 치료를 위해 환자를 공인된 삼림 치유 지도자에게 보내고 삼림 치유가 마음 챙김 명상과 같은 방식으로 유용한 치료법으로 인정받는 것이다.

나는 현대 사회에서 삼림 치유를 비롯한 자연 치유가 스트레스를 줄이고 긴장을 완화하는 가장 실용적인 방법이라고 굳게 믿는다. 결국 인간의 몸은 자연에 적응된 상태이기 때문이다. 또한 자연이 전 세계의 의료 서비스에 대한 부담을 줄이는 데 상당한 도움을 줄 것이라고 생각한다. 그리고 나의 연구가 자연 치유의 확산에 기여하기를 바란다.

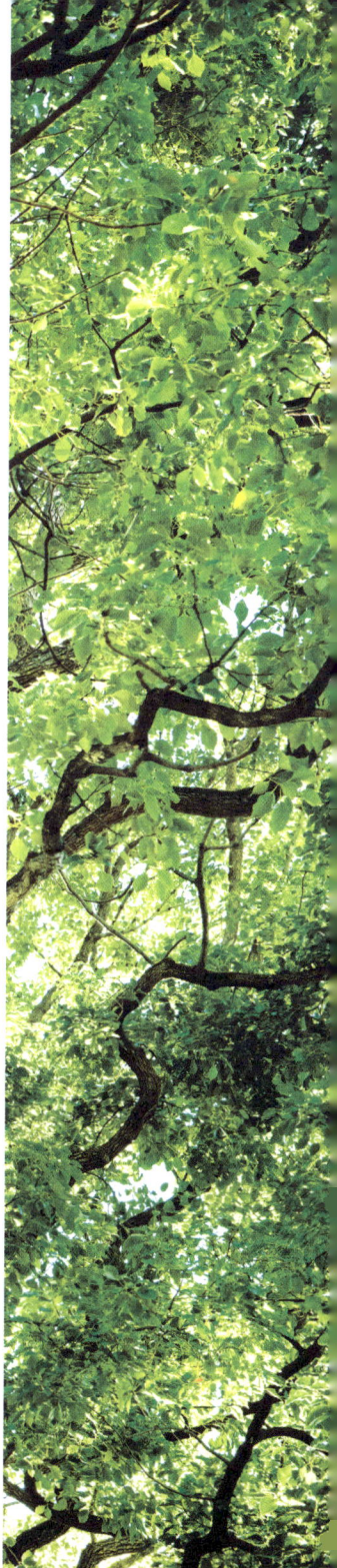

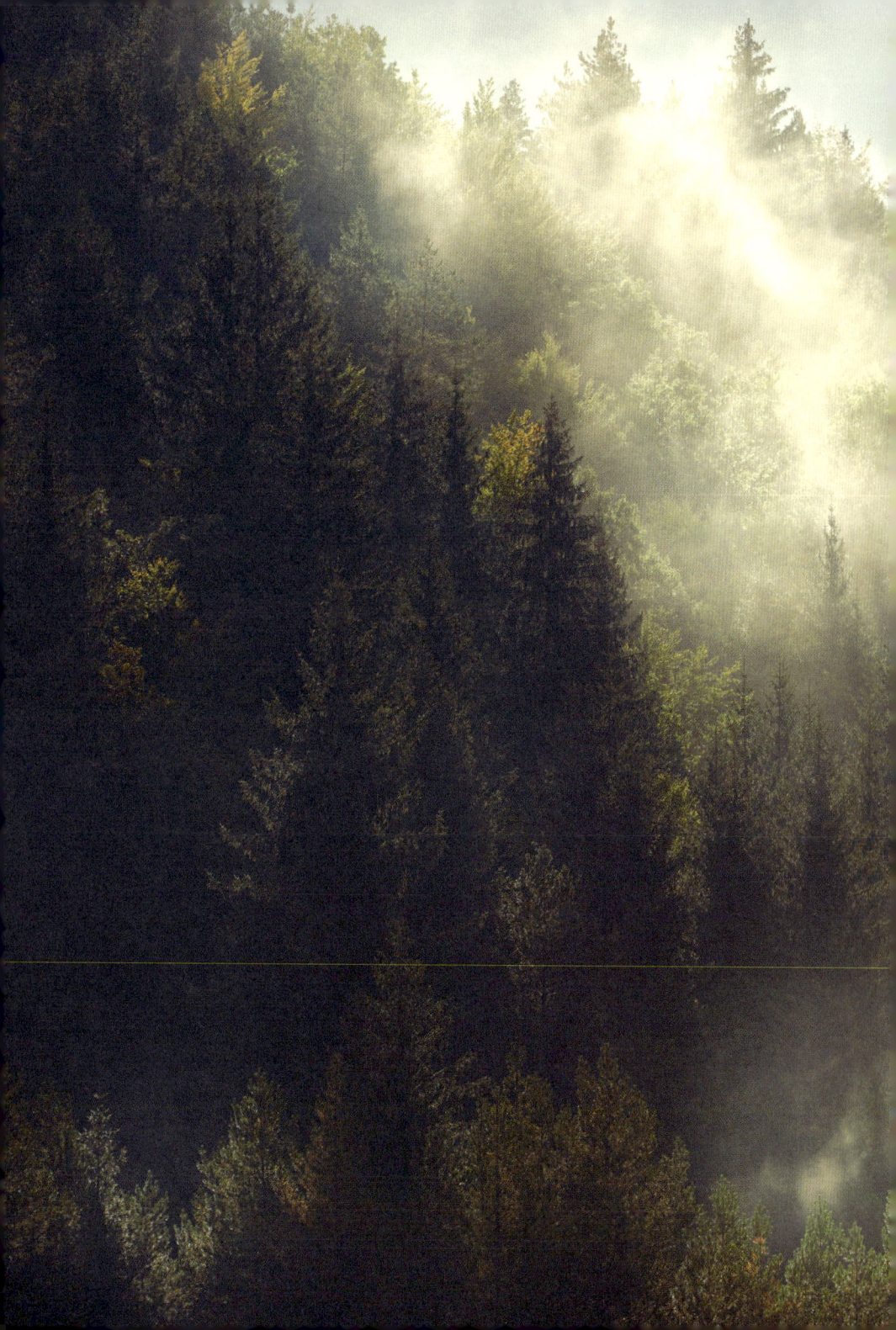

"경이로운 것은

우리가 이 나무들을 볼 수 있으면서도

놀라워하지 않는다는 사실이다."

— RALPH WALDO EMERSON

삼림 치유 기관

자연 및 삼림 치유 가이드와 프로그램 협회 미국에 위치한 이 조직은 자연 치유와 삼림 치유를 보건 진료, 교육, 토지 관리 체계에 통합하는 것을 목표로 한다. 이곳에서는 전 세계인을 대상으로 삼림 치유 지도자를 훈련시키고 자격증을 발급한다. 이곳의 웹사이트를 방문하면 전 세계 공인 지도자에 대한 상세한 내용을 찾을 수 있다. www.natureandforesttherapy.org

오스트랄라시안 자연 및 삼림 치유 연합(Australasian Nature & Forest Therapy Alliance) 호주 멜버른에 위치한 이 조직은 호주와 아시아를 비롯해 국제적으로 자연 및 삼림 치유를 활성화하고 진행 중인 자연 및 삼림 치유를 지원한다. anfta.org

포레스트 홀리데이(Forest Holidays) 영국 삼림 위원회(Forestry Commission)가 지원하고 일부 소유하고 있는 기업이다. 일부 숲에서는 휴가객들에게 나무 방갈로를 제공한다. 삼림 치유는 햄프셔(Hampshire)의 블랙우드 포레스트(Blackwood Forest)와 노퍽(Norfolk)의 소프 포레스트(Thorpe Forest), 두 곳에서 이루어진다. www.forestholidays.co.uk

포레스트 테라피 스코틀랜드(Forest Therapy Scotland) 영국 전역에서 삼림 치유를 제공하는 기업이다. forest-therapy-scotland.com

일본 삼림 치유 협회(Forest Therapy Society) 삼림 치유 실행을 지원하고 일본 전역의 삼림 치유 기지 및 삼림 치유 도로를 인증하기 위해 만들어진 단체다. 일본어 웹사이트이다. www.fo-society.jp/therapy

대한민국 산림청(Korea Forest Service) 대한민국 전역의 숲을 보호하고 육성하며, 레크리에이션 및 삼림 활동을 활성화하기 위해 설립되었다. 삼림욕을 할 수 있는 장소로 등재된 장소 간의 네트워크가 형성되어 있다. www.forest.go.kr

참고문헌

1 *Shinrin-yoku* (forest bathing) plan by Forest Agency, The Asahi Shimbun, July 29, 1982 (in Japanese)
2 Changes in salivary cortisol concentration and psychological indicator by *shinrin-yoku* (forest bathing), Japanese Journal of Biometeorology, 27 (Suppl.), 1990 (in Japanese)
3 TIME The healing power of nature, July 25, 2016
4 E.M. Selhub and A.C. Logan, *Your Brain On Nature*, John Wiley & Sons, 2013
5 Brunet, M. et al. A new hominid from the Upper Miocene of Chad, Central Africa. Nature 418, 141-151, 2002
6 C. Song, H. Ikei and Y. Miyazaki. Physiological effects of nature therapy: A review of the research in Japan. Int J Environ Res Public Health 13(8) 781, 2016
7 Y. Miyazaki, *Nature therapy*, Asakura Publishing, 2016 (in Japanese)
8 C. Song, H. Ikei and Y. Miyazaki. Elucidation of a physiological adjustment effect in a forest environment: a pilot study. Int J Environ Res Public Health 12 4247-4255, 2015
9 B.J. Park, Y. Miyazaki et al. Physiological effects of *shinrin-yoku* (taking in the atmosphere of the forest) using salivary cortisol and cerebral activity as indicators. Journal of Physiological Anthropology 26(2): 123-128, 2007
10 B.J. Park, Y. Miyazaki et al. The physiological effects of *shinrin-yoku* (taking in the forest atmosphere or forest bathing): evidence from field experiments in 24 forests across Japan. Environmental Health and Preventive Medicine 15(1): 18-26, 2010
11 Y. Ohe, Y. Miyazaki et al. Evaluating the relaxation effects of emerging forest-therapy tourism: A multidisciplinary approach. Tourism Manage 62 322-334, 2017
12 C. Song, Y. Miyazaki et al. Effects of viewing forest landscape on middle-aged hypertensive men. Urban For Urban Gree 21 247-252, 2017
13 C. Song, H. Ikei and Y. Miyazaki. Sustained effects of a forest therapy program on the blood pressure of office workers. Urban For Urban Gree 27 246-252, 2017
14 H. Ochiai, Y. Miyazaki et al. Physiological and psychological effects of a forest therapy program on middle-aged females. Int J Environ Res Public Health 12(12) 15222-15232, 2015
15 H. Ochiai, Y. Miyazaki et al. Physiological and psychological effects of forest therapy on middle-aged males with high-normal blood pressure. Int J Environ Res Public Health 12 2532-2542, 2015
16 C. Song, Y. Miyazaki et al. Effect of forest walking on autonomic nervous system activity in middle-aged hypertensive individuals. Int J Environ Res Public Health 12 2687-2699, 2015
17 H. Kobayashi, Y. Miyazaki et al. Population-based study on the effect of a forest environment on salivary cortisol concentration. Int J Environ Res Public Health 14(8) 931, 2017
18 H. Kobayashi, Y. Miyazaki et al. Analysis of individual variations in autonomic responses to urban and forest environments. Evid Based Complement Alternat Med 671094, 2015
19 J. Lee, Y. Miyazaki et al. Acute effects of exposure to traditional rural environment on urban dwellers:
a crossover field study in terraced farmland. Int J Environ Res Public Health 12 1874-1893, 2015
20 J. Lee, Y. Miyazaki et al. Influence of forest therapy on cardiovascular relaxation in young adults. Evid Based Complement Alternat Med 834360, 2014
21 Y. Tsunetsugu, Y. Miyazaki et al. Physiological and psychological effects of viewing urban forest landscapes assessed by multiple measurements. Landscape Urban Plan 113 90-93, 2013
22 Y. Tsunetsugu, Y. Miyazaki et al. Physiological effects of *shinrin-yoku* (taking in the atmosphere of the forest) in an old-growth broadleaf forest in Yamagata Prefecture, Japan. J Physiol Anthropol, 26(2), 135-142, 2007
23 J. Lee, Y. Miyazaki et al. Restorative effects of viewing real forest landscapes, based on a comparison with urban landscapes, Scand J Forest Res, 24(3), 227-234, 2009
24 B.J. Park, Y. Miyazaki et al. Physiological effects of forest recreation in a young conifer forest in Hinokage town, Japan. Silva Fenn, 43(2), 291-301, 2009
25 J. Lee, Y. Miyazaki et al. Effect of forest bathing on physiological and psychological responses in young Japanese male subjects, Public Health, 125(2), 93-100, 2011
26 C. Song, Y. Miyazaki et al. Individual

differences in the physiological effects of forest therapy based on Type A and Type B behavior patterns. J Physiol Anthropol 32(14) doi: 10.1186/1880-6805-32-14, 2013

27 Y. Tsunetsugu, Y. Miyazaki et al. Trends in research related to *shinrin-yoku* (taking in the forest atmosphere or forest bathing) in Japan. Environ Health Prev Med 15(1): 27-37, 2010

28 Q. Li, Y. Miyazaki et al. Forest bathing enhances human natural killer activity and expression of anti-cancer proteins. Int J Immunopathol Pharmacol 20(S2) 3-8, 2007

29 Q. Li, Y. Miyazaki et al. A forest bathing trip increases human natural killer activity and expression of anti-cancer proteins in female subjects. J Biol Regul Homeost Agents 22(1) 45-55, 2008

30 Q. Li, Y. Miyazaki et al. Visiting a forest, but not a city, increases human natural killer activity and expression of anti-cancer proteins. Int J Immunopathol Pharmacol 21(1) 117-127, 2008

31 M. Sato, The story of life sciences, Japanese Standards Association 1994 (in Japanese)

32 M.A. O'Grady and L. Meinecke, Journal of Societal and Cultural Research 1(1) 1-25, 2015

33 R.S. Ulrich, View through a window may influence recovery from surgery, Science 224, 4647, 420-421, 1984

34 M. Inui, *Flexible environmental theory*, Kaimeisya Corporation, 1988 (in Japanese)

35 I. Kurita, *A Flower Journey*, Iwanami Shoten Publishers, 2001 (in Japanese)

36 M. Watanabe, The concept of nature in Japanese culture, Science 183 (4122) 279-282, 1974

37 M. Watanabe, The view of nature in Japanese, Ed. S. Ito, Kawade Shobo Shinsha 1995 (in Japanese)

38 H. Morinaga, *Shizen* (Nature) (1) 52-58, 1976 (in Japanese)

39 Y. Saito, British Journal of Aesthetics, Vol. 25, No. 3, Summer 1985

40 I. Morris, translator, *The Pillow Book of Sei Shonagon*, Columbia University Press, 1991

41 http://web-japan.org/factsheet/en/pdf/e03_flora.pdf

42 H. Omura, Mountain Research and Development 24(2):179-182, 2004

43 C. Song, Y. Miyazaki et al. Physiological and psychological effects of a walk in urban parks in fall. Int J Environ Res Public Health 12(11) 14216-14228, 2015

44 C. Song, Y. Miyazaki et al. Physiological and psychological responses of young males during spring-time walks in urban parks. J Physiol Anthropol 33(8), 2014

45 C. Song, Y. Miyazaki et al. Physiological and psychological effects of walking on young males in urban parks in winter. J Physiol Anthropol 32(18), 2013

46 N. Matsuba, Y. Miyazaki et al. Physiological effects of walking in Shinjuku Gyoen: A large-scale urban green area, Jpn J Physiol Anthropol, 16(3): 133-139, 2011 (in Japanese with English abstract)

47 M. Igarashi, Y. Miyazaki et al. Physiological and psychological effects of viewing a kiwifruit (*Actinidia deliciosa* 'Hayward') orchard landscape in summer in Japan. Int J Environ Res Public Health 12(6): 6657-6668, 2015

48 K. Matsunaga, Y. Miyazaki et al. Physiologically relaxing effect of a hospital rooftop forest on older women requiring care. J Am Geriatr Soc 59(11) 2162-2163, 2011

49 Y. Miyazaki et al. Changes in mood by inhalation of essential oils in humans II. Effect of essential oils on blood pressure, heart rate, R-R intervals, performance, sensory evaluation and POMS. Mokuzai Gakkaishi 38:909-913, 1992 (in Japanese with English abstract)

50 H. Ikei, C. Song and Y. Miyazaki. Physiological effects of wood on humans: A review. J Wood Sci 63(1) 1-23, 2017

51 H. Ikei, C. Song and Y. Miyazaki. Physiological effects of touching hinoki cypress (*Chamaecyparis obtusa*). J Wood Sci doi: 10.1007/s10086-017-1691-7, 2018

52 H. Ikei, C. Song and Y. Miyazaki. Physiological effects of touching wood. Int J Environ Res Public Health 14(7) 801, 2017

53 H. Ikei, C. Song and Y. Miyazaki. Physiological effects of touching coated wood. Int J Environ Res Public Health 14(7) 773, 2017

54 H. Ikei, C. Song and Y. Miyazaki. Effects of olfactory stimulation by α-pinene on autonomic nervous activity. J Wood Sci 62(6) 568-572, 2016

55 D. Joung, Y. Miyazaki et al. Physiological

and psychological effects of olfactory stimulation with D-limonene. Adv Hortic Sci 28(2) 90-94, 2014

56 H. Ikei, Y. Miyazaki et al. Comparison of the effects of olfactory stimulation by air-dried and high temperature-dried wood chips of hinoki cypress (*Chamaecyparis obtusa*) on prefrontal cortex activity. J Wood Sci 61 537-540, 2015

57 H. Ikei, C. Song and Y. Miyazaki. Physiological effect of olfactory stimulation by hinoki cypress (*Chamaecyparis obtusa*) leaf oil. J Physiol Anthropol 34(44), 2015

58 Q. Li, Y. Miyazaki et al. Effect of phytoncide from trees on human natural killer cell function. Int J Immunopathol Pharmacol 22(4) 951-959, 2009

59 M. Igarashi, Y. Miyazaki et al. Physiological and psychological effects on high school students of viewing real and artificial pansies. Int J Environ Res Public Health 12 2521-2531, 2015

60 M. Igarashi, Y. Miyazaki et al. Effect of stimulation by foliage plant display images on prefrontal cortex activity: A comparison with stimulation using actual foliage plants. J Neuroimaging 25 127-130, 2015

61 H. Ikei, Y. Miyazaki et al. Physiological and psychological relaxing effects of visual stimulation with foliage plants in high school students. Adv Hortic Sci 28(2) 111-116, 2014

62 S.A. Park, Y. Miyazaki et al. Comparison of physiological and psychological relaxation using measurements of heart rate variability, prefrontal cortex activity, and subjective indexes after completing tasks with and without foliage plants. Int J Environ Res Public Health 14(9)1087, 2017

63 S.A. Park, Y. Miyazaki et al. Foliage plants cause physiological and psychological relaxation, as evidenced by measurements of prefrontal cortex activity and profile of mood states. HortScience 51(10) 1308-1312, 2016

64 M.S. Lee, Y. Miyazaki et al. Interaction with indoor plants may reduce psychological and physiological stress by suppressing autonomic nervous system activity in young adults: a randomized crossover study. J Physiol Anthropol 34(21), 2015

65 M. Igarashi, Y. Miyazaki et al. Effects of stimulation by three-dimensional natural images on prefrontal cortex and autonomic nerve activity: a comparison with stimulation using two-dimensional images. Cogn Process 15(4) 551-556, 2014

66 H. Ikei, Y. Miyazaki et al. Physiological relaxation of viewing rose flowers in high school students. Jpn J Physiol Anthropol, 18(3): 97-103, 2013 (in Japanese with English abstract)

67 H. Ikei, Y. Miyazaki et al. The physiological and psychological relaxing effects of viewing rose flowers in office workers. J Physiol Anthropol, 33(6), 2014

68 M. Komatsu, Y. Miyazaki et al. The physiological and psychological relaxing effects of viewing rose flowers in medical staff. Jpn J Physiol Anthropol, 18(1): 1-7, 2014 (in Japanese with English abstract)

69 H. Ikei, Y. Miyazaki et al. Physiological relaxation of viewing roses - from the results of 114 subjects. Jap J Physiol Anthropol, 17(2): 150-151, 2012 (in Japanese)

70 C. Song, Y. Miyazaki et al. Physiological effects of viewing fresh red roses. Complement Ther Med 35: 78-84, 2017

71 M.S. Lee, Y. Miyazaki et al. Physiological relaxation induced by horticultural activity: transplanting work using flowering plants. J Physiol Anthropol 32(15), 2013

72 M. Igarashi, Y. Miyazaki et al. Effects of olfactory stimulation with rose and orange oil on prefrontal cortex activity. Complement Ther Med 22(6) 1027-1031, 2014

73 M. Igarashi, Y. Miyazaki et al. Effect of olfactory stimulation by fresh rose flowers on autonomic nervous activity. J Altern Complement Med 20(9) 727-731, 2014

74 B.J. Park, Y. Miyazaki et al. Physiological effects of orange essential oil inhalation in humans. Adv Hortic Sci 28(4) 225-230, 2014

75 H. Ochiai, Y. Miyazaki et al. Effects of visual stimulation with bonsai trees on adult male patients with spinal cord injury. Int J Environ Res Public Health 14(9)1017, 2017

76 M. Igarashi, Y. Miyazaki et al. Effects of olfactory stimulation with perilla essential oil on prefrontal cortex activity. J Altern Complement Med 20(7) 545-549, 2014.

77 D. C. Buchanan, *Japanese Proverbs and Sayings*, University of Oklahoma Press, 1965

78 https://liveanddare.com/walking-meditation/

79 F. Williams, *The Nature Fix*. W W Norton & Co Inc., 2017

찾아보기

ㄱ
가공 목재 104
가미이치 정 65
가슴 열기 84
가와세, 토시로 44
건강 10, 28
걷기 78
계단식 논 69
고야 정 66, 68
곰솔 55
공기 정화 114
공원 162
공원 요법 59
과각성 30
교감신경계 30, 130
구마모토 현 172
국립 산림 치유 센터 180
근적외선 분광분석법 132, 166
기노, 쓰라유키 49
기리시마 시 69
꽃 68
꽃꽂이 44, 168
꽃 요법 59
꽃향기 170

ㄴ
나가노 현 74, 150, 156
나무 요법 59
나한백 117, 121
낙엽활엽수림 52

노르딕 워킹 68
녹색 공간 98, 100
논노 노 모리 자연 센터 77
뇌 활동 130
능동적 편안함 38

ㄷ
단풍 70
대나무 56
대한민국 산림청 184
더글라스 퍼 119
도시 98, 100
도시화 28
돗토리 현 76, 152

ㄹ
로건, 앨런 180
리빙 월스 102
림프구 138

ㅁ
마음 챙김 78, 82
마츠 55
마크라메 112
명상 65, 82
모리가나, 하루히코 46
모토스 시 68
목욕통 106
물 65

ㅂ
반려견 71
벚꽃 56, 68
베타돌라브린 121
베타피넨 119
별 보기 66, 86
복식호흡 87
부교감신경계 31, 130
분재 56, 108, 166
분재 요법 59
브로드, 크레이그 27
브루클린 그레인지 102
비가공 목재 104

ㅅ
사우나 106
사이드 벤드 85
사토, 마사히코 27
삼나무 55
삼림욕 9, 10, 12, 34
삼림의학 12
삼림총합연구소 16, 140
삼림 치유 34, 64, 72, 140, 160
삼림 치유 기지 74
삼림치유협회 12
상대주의 46
상록활엽수림 52
새집증후군 114
서울로 100, 103
성수 56

세스퀴테르펜 118
센터피스 112
셀허브, 에바 180
소나무 55
송, 초롱 179
수동적 편안함 38
수축기 혈압 153
숲 68
스노 슈즈 77
스트레스 29, 33
스트레칭 84
승마 71
시간분해 분광분석법 132, 148, 171
시베리아 전나무 122
신경계 33
신주쿠 교엔 162
실내용 화분 111
심장박동 계수 134
쓰베쓰 정 66, 69, 70, 77

ㅇ _____
아게마쓰 정 74, 150, 156
아드레날린 30
아로마 70
아스나로 121
아카기 자연공원 68
아카사와 자연휴양림 74
아키야마, 토모히데 9
알파아밀라아제 137
알파테르피네올 120

알파피넨 106, 173
야마기타 정 65, 69
야쿠시마 섬 11
어린이 71
에센셜 오일 116
연필향나무 118
예방의학 29
오가타마-노키 55
오감 81
오스트랄라시안 자연 및 삼림 치유 연합 181
오쿠타마 정 67, 75
온천 106
와타나베, 마사오 46
요가 65
요시노 정 65
우드 테라피 104
우스즈미 벚나무 68
우에노 현 65
우키하 시 69
운해 67, 77
웰빙 10, 28
윌리엄스, 플로렌스 180
유칼리프톨 120
유칼립투스 120
음악 콘서트 69
이누이, 마사오 38
이완기 혈압 153
이이야마 66
이케이, 하루미 179
일본 삼림 치유 협회 184
일본의 미 49

일본의 삼림 52
일본의 지형 52
잉글리시 가든 100

ㅈ _____
자연 및 삼림 치유 가이드와 프로그램 협회 181
자연 살해 세포 34, 130, 138, 160
자연으로의 회귀 이론 26
자연 치유 24, 28, 33, 58, 72
자율신경계 130, 134, 139
장식용 화분 164
전두엽 132, 139
절대주의 46
정원 가꾸기 요법 110
지즈 정 76, 152
진세키고겐 정 70, 71

ㅊ _____
찻잎 69
창의력 93
천연 요법 164
초령목 55
초산 보르닐 122
츠 시 71
침엽수림 52

ㅋ
카도마츠 55
코르티솔 11, 137, 139
쿠리타, 이사무 46
클리포드, 에이머스 181
클린 에어 스터디 114

ㅌ
테라리엄 112
테크노스트레스 27, 30
투욥센 121

ㅍ
편백 117
편백 목욕 106
편안함 36, 38
포레스트 테라피 스코틀랜드 184
포레스트 홀리데이 184
핀란드 삼림연구소 178

ㅎ
하나미 56
하버드 보건대학원 178
하이 라인 100
해먹 65, 88
햄스테드 히스 101
향나무 118
헤모글로빈 132
헤븐스 소노하라 69, 70
혈압 139
호흡 87
홋카이도 67, 77
환경, 건강, 전원 과학 센터 140
히노키 117
히노키티올 121
히다카, 토시타카 44

기타
Brooklyn Grange 102
centerpiece 112
Clean Air Study 114
cortisol 11, 137, 139
eucalyptol 120
FFPRI 16, 140
Hampstead Heath 101
High Line 100
hinokitiol 121
hyper-arousal 30
Komorebi 95
Living Walls 102
macrame 112
Natural Killer cell 34, 130, 138, 160
near-infrared spectroscopy (NIRS) 132, 166
sesquiterpene 118
shinrin-yoku 10, 12
technostress 27, 30
thujopsene 121
time-resolved spectroscopy (TRS) 132, 148, 171
α-amylase 137
α-Pinene 106, 173
α-terpineol 120
β-dolabrin 121
β-pinene 119

사진 출처

Agematsu Town Forest Therapy Base 76–7, 90–1.

Akagi Nature Park 178–9.

Alamy Stock Photo Horizon Images/Motion 174–5; Janelle Orth 86–7; Jon Lovette 88–9; Mamoru Muto/Aflo Co Ltd 70–1, 84–5; Richard Wong 167; Rodrigo Reyes Marin/Aflo Co Ltd 124–5; Shosei/Aflo Co Ltd 47; somsak nitimongkolchai 48 above; Victor Nikitin 123; Yu Deshima/Aflo Co Ltd 98–9; Yukihiro Fukuda/Nature Picture Library 51.

Association of Nature and Forest Therapy Guides and Programs 80–1.

Dreamstime.com Agaliza 100–01; Kosmos111 120.

GAP Photos Howard Rice 165.

Getty Images Brian Kennedy 48 below; Fotosearch 58; Hiroshi Ando/Sebun Photo 22; imagenavi 128; Katsuhiro Yamanashi 34–5; MakiEni's Photo 104; Michael S Yamashita 72; MIXA 28–9; Shosei/Aflo Co Ltd 130–1; Stuart Black/robertharding 2; Takahiro Miyamoto/Sebun Photo 144; Yuji Higashida 32.

iStock amesy 116; AVTG 94; bgfoto 170–1; blew_i 180–1; Eerik 135; elenaleonova 113; GCShutter 60–1; GoranQ 103; HuyThoai 6–7; InaTs 110; jakkapan21 68; konradlew 30; Kwanchai_Khammuean 66–7; loops7 115; Max_Xie 8–9; MediaProduction 56–7; RichLegg 5; sanmai 107; stock_colors 182–3; TommL 108; TT 140–1; zlikovec 44–5.

Kamiichi Town Forest Therapy Base 64–5.

Okutama Regional Promotion Foundation 74–5.

Pixabay Lufina 18–19.

Robert Harding Picture Library Colin Brynn 118; Damien Douxchamps 136; Hans-Peter Merten 40–1; Henryk Sadura 78–9; Jason Langley 36; Lee Frost 54.

Shinshu-Iiyama Tourism Bureau 82.

Shutterstock Patiwat Sariya 92–3.

Unsplash Filip Zrnzevic 13; Ozark Drones 16–17; Sebastian Engler 10–11; Toby Wong 192.

Yoshifumi Miyazaki 15, 139, 143.

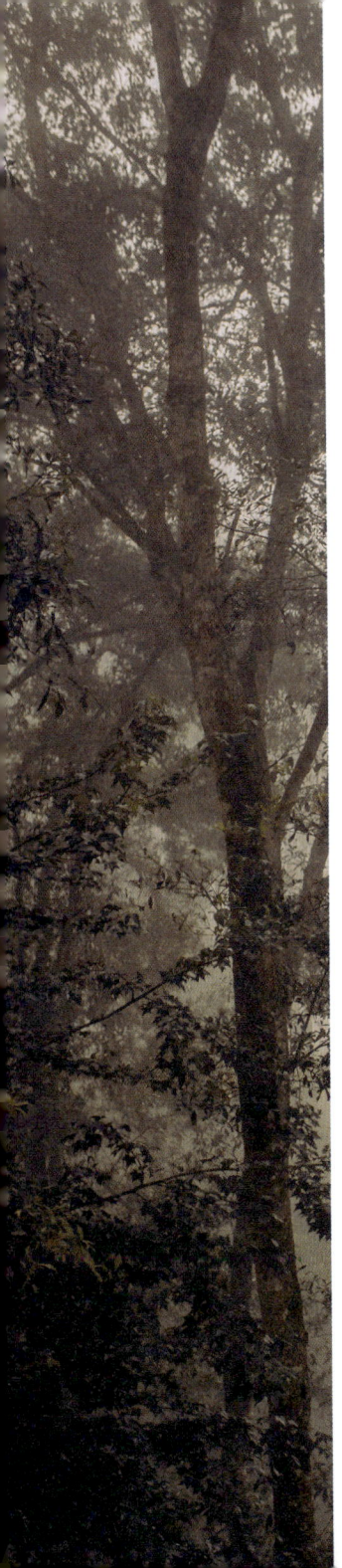

감사의 말

이주영(Juyoung Lee) 박사로부터 한국의 삼림 치유에 대해 도움을 받았다.

미국의 삼림 치유에 관한 내용은 캘리포니아 주 세바스토폴(Sebastopol)에 위치한 미국-일본 문화 컨설턴트 메구미 미즈타니(Megumi Mizutani)의 친절한 협조 덕분에 쓸 수 있었다.

8~9, 30~33, 49, 52, 64(상단), 78~93, 100~102, 106(하단), 108~109, 160~161쪽을 집필하는 데 도움을 준 케이트 애덤스(Kate Adams)에게 고마움을 전하고 싶다.

35, 55~56, 98~99, 104~106(상단), 110~122쪽을 집필하는 데 기여한 조애나 스미스(Joanna Smith)에게 감사 인사를 전한다.

편집을 도와준 하루미 이케이 박사에게도 고맙다는 인사를 전하고 싶다.